lutz c. simon

Funktion und Kraftentwicklung der distalen Bizepssehne nach Refixation

lutz c. simon

Funktion und Kraftentwicklung der distalen Bizepssehne nach Refixation

Evaluation nach operativer Refixation mit zwei alternativen Techniken am menschlichen Oberarm

Südwestdeutscher Verlag für Hochschulschriften

Imprint

Any brand names and product names mentioned in this book are subject to trademark, brand or patent protection and are trademarks or registered trademarks of their respective holders. The use of brand names, product names, common names, trade names, product descriptions etc. even without a particular marking in this work is in no way to be construed to mean that such names may be regarded as unrestricted in respect of trademark and brand protection legislation and could thus be used by anyone.

Publisher:
Südwestdeutscher Verlag für Hochschulschriften
is a trademark of
Dodo Books Indian Ocean Ltd., member of the OmniScriptum S.R.L Publishing group
str. A.Russo 15, of. 61, Chisinau-2068, Republic of Moldova Europe
Printed at: see last page
ISBN: 978-3-8381-2377-6

Zugl. / Approved by: Lübeck, MU,Diss., 2010

Copyright © lutz c. simon
Copyright © 2011 Dodo Books Indian Ocean Ltd., member of the OmniScriptum S.R.L Publishing group

Inhaltsverzeichnis

1. Einleitung..5-7

2. Material und Methodik..8-42

2.1. Anatomie und Pathophysiologie

2.1.1. Anatomie des Muskulus bizeps brachii und des Oberarmes....................8-11

2.1.2. Operative Zugänge zum Ellenbogen..11-14

2.1.3. Pathogenese der distalen Bizepssehnenruptur......................................15-18

2.1.4. Histopathologischer Befund nach Ruptur der distalen Bizepssehne....18-19

2.2. Operative Technik der Refixierung der distalen Bizepssehne

2.2.1. Überblick über operative Methoden zur Refixation der distalen

 Bizepssehne..20-27

2.2.2. Modifizierte „Double incision" Technik nach Boyd-Anderson...............27-30

2.2.3. "Single incision" Technik mit Fadenanker 30-32

2.2.4. Nachbehandlung..32-33

2.3. Patientenuntersuchung

2.3.1. Klinische und radiologische Untersuchung ,Fragebögen.......................33-34

2.3.2. Evaluation der klinischen Untersuchungsergebnisse : Score nach

 Rantanen & Ovara, nach Murphy, Mayo –score, DASH-score 35-36

2.3.3. Isokinetische Kraft- und Funktionsmessung mit dem

 Biodex-System 3 ©..36-40

2.3.4. Statistische Evaluation..41-42

3. Patienten..42-46

4. Ergebnisse ....46 - 62

4.1. Klinische und Radiologische Untersuchung...47

4.2. Bewegungsausmaß

4.2.1. „Single incision" Technik nach Boyd-Anderson............................47-48

4.2.2. "Double incision" Technik mit Fadenankern................................49-51

4.3. Kraft – und Funktionsmessung mit dem Biodex-System3 ©

4.3.1. Beschleunigung..51

4.3.2. Verzögerung...51-52

4.3.3. Kraftspitzenwerte und Ausdauerkraft......................................52-53

4.3.4. Gemessene Bewegungseinschränkungen (Biodex 3 ©).............53-54

4.4. Komplikationen 55

4.4.1. Nervenläsionen..55-56

4.4.2. Exostosen und Synostosen 56-57

4.4.3. Infektionen...57-58

4.4.4. Rerupturen der refixierten distalen Bizepssehne....................58-59

4.5. Score nach Murphy und nach Morrey (Mayo-Score).........................59-60

4.6. Kosten beider operativer Verfahren..61-62

5. Diskussion 62-87

5.1. Relevanz der Evaluations-Scores..62-63

5.2. Funktionelles Ergebnis in Relation zur operativen Technik

5.2.1. Konservative Therapie und nichtanatomische Reinsertion...........64-65

5.2.2. Ausdauer /Spitzenkraft..65-67

5.2.3. Beschleunigung und Verzögerung...68

5.2.4. Einschränkung des Bewegungsausmasses

5.2.4.1. Messung des Bewegungsausmasses...68

5.2.4.2. Bewegungseinschränkungen nach erfolgter „Single incision" –

Technik mit Fadenankern...69-70

5.2.4.3. Bewegungseinschränkungen nach erfolgter „double- incision" –

Technik 70-72

5.3. Relation der Dominanz zum funktionellen Ergebnis................................72-74

5.4. Einfluss der postoperativen Nachbehandlung auf das Ergebnis...............74-76

5.5. Partialrupturen..76-77

5.6. Kollektivgrößen..77-78

5.7. Zeitpunkt der operativen Therapie nach erlittenem Trauma

(operatives Intervall)..78-79

5.8. Komplikationen

5.8.1. Heterotope Ossifikationen /Synostosen......................................79-82

5.8.2. Nervenläsionen und Infektionen..82-84

5.8.3. Rerupturen der distalen Bizepssehne nach operativer Refixation.......84-85

5.9. Histologischer Befund und Unfallhergang..85-86

5.10. Geschlechterverteilung, Alter, Dominanz...86-87

6. Zusammenfassung 88-89

7. Anhang 90-95

8. Literaturverzeichnis 96-108

1. Einleitung

Die Ruptur der distalen Sehne des Musculus biceps brachii stellt beim Menschen eine relativ seltene Verletzung dar.

1897 beschrieb Johnson 24 Fälle von distalen Bizepssehnenrupturen, gefolgt von einer Untersuchung durch Dobbie, in welcher 53 Patienten beschrieben wurden, welche durch 35 Chirurgen behandelt worden waren (Bernstein et al., 2001a).

Laut aktueller Literatur betreffen lediglich 4 - 10 % aller Sehnenrupturen des M. biceps brachii die distale Sehne (Sharma et al., 2004). Am häufigsten sind die beiden proximalen Ursprungssehnen verletzt, mit höchster Inzidenz die schultergelenknahe lange Bizepssehne.

Es handelt sich nahezu ausschließlich um den dominanten Arm bei vornehmlich männlichen Patienten. Auch sind in sehr seltenen Fällen beidseitige Rupturen der distalen Bizepssehnen beschrieben .D'Alessandro et al. publizierten ein relativ kleines Kollektiv von Sportlern und Gewichthebern, welche diese Verletzung erlitten hatten (D'Alessandro et al., 1993)

Die Genese der Ruptur wurde auf verschiedene Ursachen zurückgeführt: Der initialen Erklärung durch Delarue, dass eine extreme Muskelkontraktion durch vorbestehende degenerative Veränderungen überlagert wird, widersprach Meherin, welcher eine abnorme Spannung bzw. Reibung als Hauptursache annahm (Meherin JM, Kilgore ES, 1960). Chevallier definierte einen zweistufigen Pathomechanismus, welcher zunächst Teilrupturen durch degenerative Vorschäden und eine endgültige Komplettruptur durch eine übermäßige Muskelkontraktion mit Abriß vom Lacertus fibrosus beinhaltete. Im Vordergrund steht pathomechanisch eine ansatznahe Avulsion von der Tuberositas radii mit peitschenhiebartiger Retraktion der Sehne (CHEVALLIER, 1953). Eine weitere Theorie führte rezidivierende Mikro-Traumata durch Reibung der distalen Bizepssehne am proximalen Radius als maßgebliche Ursache der Rupturen an (DAVIS, YASSINE, 1956). Auch wurden chronische Entzündungsprozesse der Bursa bicipitalis und die Einnahme von anabolen Steroiden für Rupturen verantwortlich gemacht (Miles et al., 1992).

Mit zunehmender Untersuchung dieser umschriebenen Verletzung entwickelte sich die zunächst konservative zu einer vornehmlich operativen Therapie mit weiter spezialisierten Verfahren, welche mit individuellen Vor- und Nachteilen bezüglich Komplikationen, Kosten und technischer Anwendung einhergehen. Die konservative Therapie der distalen Bizepssehnenruptur geht laut Studien von u.a. Baker et al. mit erheblichen Kraftdefiziten bis zu 40 % bezüglich der Supination und 30 % bezüglich der Flexion einher (Baker, Bierwagen, 1985). Nervenläsionen und sekundäre heterotope Ossifikationen bzw. radio-ulnare Synostosen stellen zudem typische Komplikationen neben Infektionen bei operativer Behandlung dar. Weiterhin werden maßgebliche Unterschiede zwischen den funktionellen Ergebnissen der verschiedenen operativen Verfahren und auch gegenüber der konservativen Behandlung diskutiert. Biomechanische Untersuchungen zur Stabilität bzw. Ausreißfestigkeit der genannten Verfahren wurden in der Mehrzahl bereits durchgeführt und zur weiteren Beurteilung der Verfahren hinzugezogen.

Zur Evaluation können subjektive Kriterien des Verletzten wie auch objektivierbare Befunde der klinischen Untersuchung und biomechanische Krafttests an entsprechend dafür ausgestatteten Geräten verwendet werden.

Ziel dieser Arbeit ist die Untersuchung der am BG Unfallkrankenhaus Hamburg eingesetzten operativen Therapieverfahren nach Ruptur der distalen Bizepssehne, der spezifischen Vor – und Nachteile dieser Techniken sowie die Darstellung von maßgeblichen Unterschieden der individuellen funktionellen Ergebnisse.

2. Material und Methodik

2.1. Anatomie und Pathophysiologie

2.1.1. Anatomie und Pathophysiologie des Musculus biceps brachii und des Oberarmes

Der Musculus biceps brachii verläuft als einer von drei Muskeln im vorderen Kompartement des Oberarmes und überspannt Schulter- und Ellenbogengelenk. Die kurze Sehne (Caput breve) entspringt proximal vom Processus coracoideus, die lange Sehne (Caput longum) am Tuberculum supraglenoidale im oberen Anteil des Glenoids am Schultergelenk. Diese verläuft nach distal durch das Rotatorenmanschetten-Intervall von M. subscapularis und M. Supraspinatus und den sulcus intertubercularis, um sich am Ansatz des M. deltoideus mit der kurzen Sehne zu vereinigen. Die Funktion der proximalen Sehnen besteht aus einerseits Abduktion mit Innenrotation (Caput longum) sowie andererseits der Adduktion (Caput breve) (Leonhardt et al., 2006).

Bei der distalen Bizepssehne handelt es sich um eine verhältnismäßig flach geformte Sehne, welche ca. 7 cm proximal des Ellbogengelenkes beginnt und im Weiteren nach distal einen Verlauf von medial nach lateral sowie von anterior nach dorsal nimmt. Dabei dreht sie sich mit einem Winkel von 90° um den medialen proximalen Radius herum und findet in einer 3 cm^2 großen Zone an der Tuberositas radii ihren Ansatz. Weiterhin besteht eine direkte Verbindung mit der tiefen Aponeurosis m. bicipitis brachii (Lacertus fibrosus) und mit der Unterarmfascie. Somit kann eine direkte Kraftübertragung auf die Ulna erfolgen (Chew, Giuffre, 2005b).

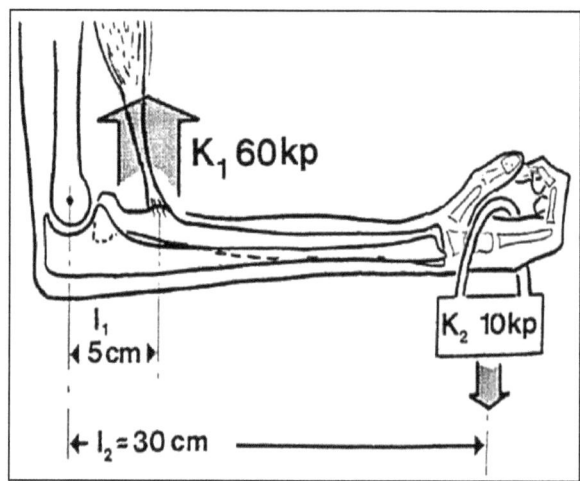

Abb.1. Kraftverteilung Unterarm unter Belastung des M. biceps brachii: Entsprechend der „Goldenen Regel der Mechanik" verhalten sich die Verschiebungswege invers zu den wirkenden Kräften (Kraft X Kraftarm = Last X Lastarm); aus: Hegelmaier et al., 1992.

Die Tuberositas radii unterteilt den Radius in einem Längenverhältnis von eins zu fünf. Somit resultieren biomechanisch im Bereich des Ansatzes der distalen Bizepssehne am Unterarm sechsfach erhöhte Spitzenbelastungen. Durch den Lacertus fibrosus wird ein Teil der Flexionskraft auf die Ulna übertragen.
Der M. biceps brachii funktioniert im Ellenbogengelenk als stärkster Supinator und neben dem Musculus brachialis als Beuger. Die stärkste Supinations-

Wirkung entwickelt der Muskel bei 90° gebeugtem Ellenbogengelenk (Bernstein et al., 2001b).

Die Innervation des M. biceps brachii erfolgt über den Nervus musculocutaneus, aus welchem der Nervus cutaneus antebrachii lateralis als sensibler Endast mit Versorgung des lateralen volaren Unterarmes entspringt, in dem er lateral der distalen Bizepssehne von dorsal kommend verläuft und durch die tiefe Faszie im antecubitalen Fettgewebe endet. Der Nervus radialis zieht durch die Mm brachialis und brachioradialis von lateral in die Ellenbeuge, um sich proximal der Fossa antecubitalis in zwei Endäste aufzuteilen: Während der oberflächliche den dorsalen Unterarm sensibel innerviert, versorgt der tiefe, motorische Ast den M. Supinator, um dann in den N. interosseus posterius am dorsalen distalen Unterarm überzugehen.

Nervus medianus und A. brachialis grenzen medial an die Fossa antecubitalis mit dem Lacertus fibrosus. Eine Bifurkation teilt die A. brachialis auf Höhe des Radiusköpfchens in A. radialis und ulnaris. Ein erster Ast der A. radialis, die A. radialis recurrens läuft zurück durch die Fossa anticubitalis. Die arterielle Blutversorgung der distalen Bizepssehne ist in drei Zonen zu differenzieren: Der proximale Anteil wird durch die A. brachialis, der distale durch Äste der A. radialis recurrens versorgt. Im mittleren Drittel besteht eine relativ hypovaskularisierte Zone. Dieser Zustand wird als Ursache möglicher degenerativer Veränderungen angesehen (Seiler, III et al., 1995b).

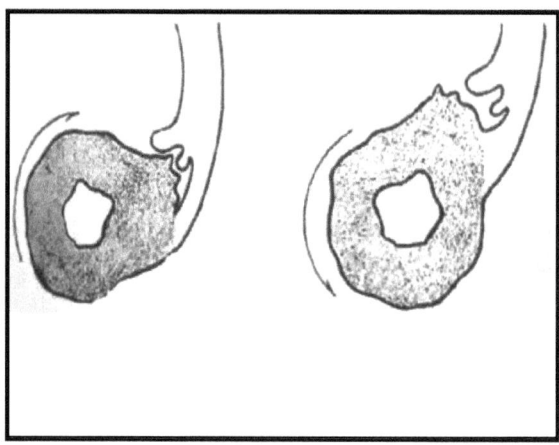

Abb. 2 Pro- und -Supination des proximalen Radius

2.1.2. Operative Zugänge zum Ellenbogen

Die Definition eines speziellen gelenknahen operativen Zuganges sollte das Ziel haben, die größte operative Übersicht unter Respektierung der neuromuskulären Bahnen zu ermöglichen und eine frühe Mobilisation zur Verhinderung von Gelenkkontrakturen zu gewährleisten (Mehta, Bain, 2004). Die Hautinzisionen in der Ellenbeuge bereits können zu Durchtrennung der Äste des Nervus medialis antebrachii und des Nervus medialis brachialis mit der Folge von Sensibilitätsstörungen oder Parästhesien führen (Race, Saldana, 1991). In der beugeseitigen Mittellinie über dem Ellenbogen befinden sich wenige, kleinlumige Hautnerven, während die größeren eher auf der tiefen Fascie verlaufen und geschützt bleiben, solange fasciocutane Lappen präpariert werden. Aus diesem Grunde wird beugeseitig eine Längsinzision in der

Mittellinie des Armes favorisiert (Dowdy et al., 1995). Der tiefe, motorische Ast des Nervus radialis liegt zwischen Musculus brachialis und brachioradialis und gibt erst nach Passieren der ventralen Gelenkkapsel den oberflächlichen, sensiblen Hautast zum Musculus supinator ziehend ab, während der posteriore Nervus interosseus durch seine beiden Köpfe verläuft (s.o.) (Spinner, 1968). Die Mehrzahl der Verfahren orientieren sich an intermuskulären oder internervalen Intervallen wie die nach Henry, Gschwend, Husband, Mansat, Alonso-Llames, Bryan und Kaplan (Henry, 2001, Gschwend, 1981, Husband, Hastings, 1990, Mansat, Morrey, 1998, Alonso-Llames, 1972, Bryan, Morrey, 1982, Kaplan EB, 1941). Alle Zugangswege sind durch die räumliche Nähe zu den neurovaskulären Strukturen am Ellenbogen limitiert und dürfen weiterhin die stabilisierenden Ligamente nicht kompromittieren. Der ulnare Bandapparat besteht aus den drei Anteilen des Lig. collaterale radiales, des Lig. annulare und des Lig. collaterale ulnare laterale. Letzteres zieht vom Epicondylus ularis humeri zur Ulna und stellt den lateralen Hauptstabilisator des Ellenbogengelenkes dar. Bei seiner Insuffizienz kommt es zu einer posterolateralen Rotationsinstabilität (Olsen et al., 1996). Der mediale Collateralbandkomplex besteht aus posteriorem und prominenterem anteriorem Ligament, welches vom distalen Humerus zum Processus coronoideus verläuft und entscheidende biomechanische Bedeutung hat (Fuss, 1991).

Unterschieden werden ein anteriorer, medialer, lateraler, posteriorer und ein umfassender operativer Zugang zum Ellenbogen: Das anteriore Vorgehen, die distale Bizepssehne passierend mit Abheben des M. Supinator, wurde von Henry etabliert (Henry AK, 1995) während mediale Techniken mit der Osteotomie des

Epicondylus ulnaris humeri (Hotchkiss R, 1998) oder der Teilresektion der Musculi brachialis, palmaris longus, flexor carpi radialis und pronator teres einhergehen (Molesworth WHL, 1930). Lateral wird eine Präparation vornehmlich zwischen dem Musculus brachioradialis und M. extensor carpi radialis brevis/longus beschrieben (Key JA, Conwell HE, 1937, Kocher T., 1911). Posteriore Zugänge wurden im Sinne einer Längsspaltung oder Anheben der Musculus triceps brachii-Sehne in verschiedenen Varianten definiert (Bryan, Morrey, 1982; Cambell WC, 1932). Boyd wählte ein Vorgehen am Rande der Musculus triceps brachii Sehne bzw. Ulna und Musculus anconeus sowie Musculus extensor carpi ulnaris (Boyd JB, Anderson LD, 1961). Patterson fasste eine latero-mediale Technik kombiniert aus den Operation n. Hotchkiss und Conwell (s.o.) zusammen (Patterson et al., 2000).

Die im Rahmen der vorliegenden Arbeit eingesetzten operativen Verfahren beinhalten in allen Fällen einen beugeseitigen Zugang nach Henry und bei der Doppel-Inzisions-Technik einen zusätzlichen modifizierten posterioren Zugang nach Boyd.

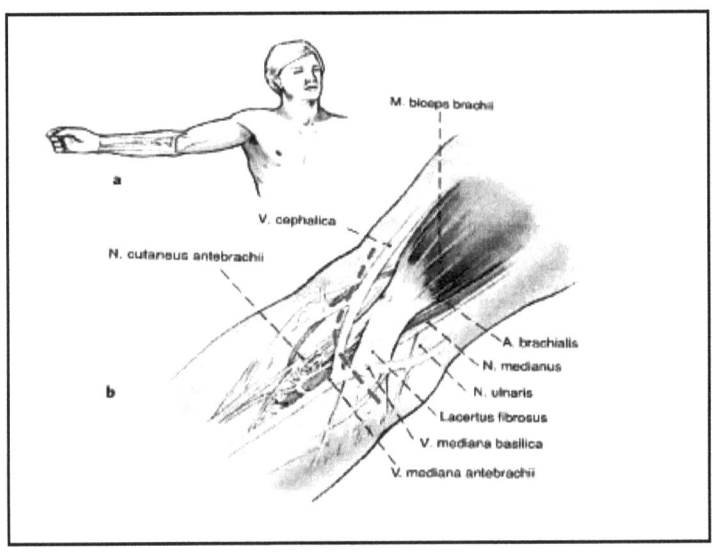

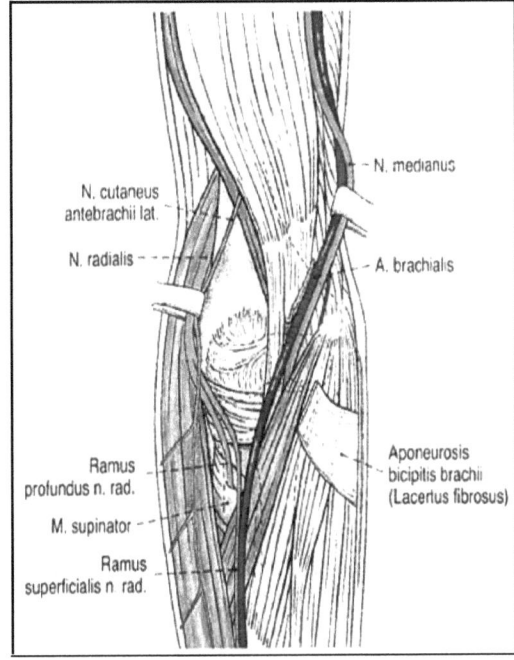

Abb. 3 a)/b) Anatomie: anticubitaler Zugang zur Bizepssehne

2.1.3. Pathogenese der distalen Bizepssehnenruptur

Der kompletten Ruptur der distalen Bizepssehne liegt meist ein Abriss aus dem Ansatzbereich am proximalen Radius zugrunde. Evident wird sie typischerweise durch einen schmerzhaften Knall in der Ellenbeuge mit Retraktion des M. biceps brachii und entsprechender Proximalisierung der Kontur des Muskel-Bauches begleitet von entsprechendem Kraftverlust. Die Abgrenzung gegenüber Partialrupturen ist bei fehlender äußerlicher Konturveränderung nur kernspintomografisch oder intraoperativ möglich. Fitzgerald et al. berichteten in einer retrospektiven Studie, dass bei primär unklarer klinischer Diagnose 38% der verletzten Patienten nach Durchführung einer Kernspintomografie eine Änderung der Therapie erfahren hätten (Fitzgerald et al., 1994). Als auslösende Ursache einer Komplettruptur werden schwere Traumata mit erheblicher Krafteinwirkung von größer 40 Kg auf den 90° gebeugt fixierten Ellenbogen im Sinne einer exzentrischen Kontraktion beschrieben (Morrey, 1999). Der Interpretation des Unfallherganges kommt auch aus gutachterlicher Sicht eine wesentliche Bedeutung zu, da sie häufig entscheidend ist für die Anerkennung eines adäquaten Traumas im Gegensatz zu einer Gelegenheitsursache. Auch bei Vorliegen von histologisch degenerativen Veränderungen ist der beschriebene Unfallhergang bei adäquatem Trauma als wesentliche Ursache anzuerkennen, wenn eine Gelegenheitsursache nicht sicher begründbar erscheint (Ludolph et al., 2005). In der Begutachtung von Sehnenverletzungen sind generell drei Möglichkeiten zu berücksichtigen, nämlich eine außergewöhnliche Kraftanstrengung eine plötzliche passive Bewegung eines muskulär fixierten Gelenkes und damit das Entfallen der allmählichen Anpassung und Aufladung der Last auf die Sehne sowie eine stumpfe Verletzung mit anschließendem Festigkeitsverlust. Bei den letzten beiden Mechanismen handelt es sich um gesetzlich anerkannte Unfallursache (Lang et al., 1988a).

Partialrupturen gehen nicht regelmäßig mit erinnerlichen schwerwiegenden traumatischen Ereignissen einher, sondern vielmehr werden Gelegenheitsursachen angegeben (Vardakas et al., 2001b). Zusammen mit Ergebnissen von histologischen Untersuchungen nach Rupturen der distalen Bizepssehne werden hieraus folgernd vorbestehende, idiopathische degenerative Veränderungen angenommen. Komplettrupturen treten typischerweise in einer Zone relativer Hypovaskularität ca. 1 - 2 cm proximal des knöchernen Ansatzes am Radius auf, welche histopathologisch zudem eine Übergangszone darstellt. Minderperfusion, verminderte Hydration und Elastizität einhergehend mit verzögerten Reparaturmechanismen führen im Rahmen von Alterungsprozessen zum Fortschreiten der degenerativen Veränderungen (Koch, Tillmann, 1995).

In der Literatur werden vier Risslokalisationen beschrieben: Selten sind Rupturen im Übergang von Muskel und Sehne und im Bereich der freien Sehnenlänge gegenüber knochennahen Ausrissen an der Tuberositas radii (Hegelmaier et al., 1992a).

Anatomisch bedingt unterliegt die distale Bizepssehne bei Pronationsbewegungen einem mechanischen Impingement begleitet von rezidivierenden Traumata durch Irritationen an der von medial nach dorsal rotierenden Tuberositas radii, wodurch Tendopathien begünstigt werden (Seiler, III et al., 1995a). Im Normalzustand nimmt die distale Bizepssehne ca. 85 % des interossären Spaltes zwischen Ulna und Radius proximal ein (Norman

WH, 1985). Entsprechend muss eine mechanische Funktionsstörung schon bei geringer Hypertrophie angenommen werden (Rantanen, Orava, 1999j; Norman WH, 1985). Bindl et al. gehen dagegen im Verlauf der distalen Bizepssehne von keinen mechanischen Störfaktoren aus, die ihren Verschleiß fördern könnten (Bindl et al., 1988). Die distale Sehne des M. biceps brachii wickelt sich mit Unterarmumwendbewegungen um den proximalen Radius, so dass die Bursa bicipitoradialis, welche in direktem Kontakt mit der Membrana bzw. Bursa interossea steht, komprimiert wird. Eine Verdickung der Bursa mit Kompressionssyndromen von N. medianus sowie N. interosseus posterior wie auch ausgedehnte entzündliche Prozesse des Ellenbogengelenkes sind möglich (Liessi et al., 1996, Chew, Giuffre, 2005).

Neben multiplen chronischen systemischen Grunderkrankungen wie Syphilis, Tuberkulose, Rheumatoider Arthritis , Lupus erythematodis und chronischer Niereninsuffizienz mit Hyperparathyreoidismus wird zunehmend eine bis um das vierfache erhöhte Korrelation der distalen Bizepssehnenruptur mit einem Nikotinabusus als chronische Noxe und der Folge der Hypovaskularität diskutiert. Verminderter Blutfluß und Gewebehypoxie führen zu einer vorzeitigen zusätzlichen Degeneration des Sehnengewebes (Safran, Graham, 2002).

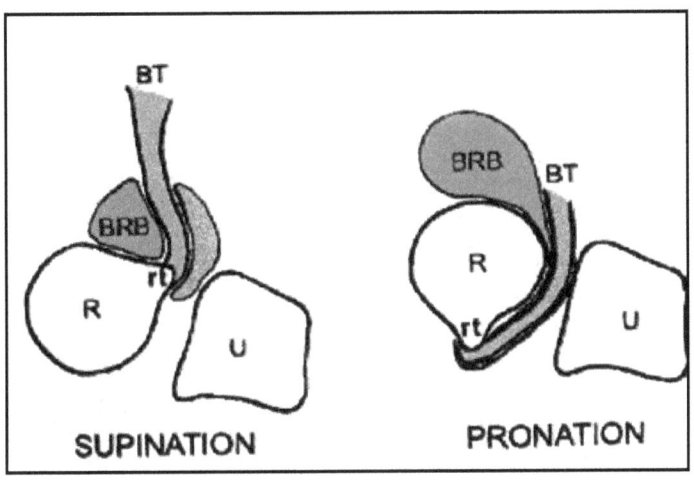

Abb.4 Physiologisches Impingement der distalen Bizepssehne

(R=Radius, rt= Tuberositas radii,U=Ulna,BRB= Bursa,BT= Distale Bizepssehne)

2.1.4. Histopathologischer Befund nach Ruptur der distalen Bizepssehne

Eine Abgrenzung einer traumatischen Genese der Ruptur kann kernspintomografisch nur eingeschränkt , muss jedoch histopathologisch abgrenzend gegenüber Tendinopathien , akut entzündlichen Geschehen oder chronisch entzündlichen Verläufen (z. B. Bursitis, Enthesophyten) erfolgen (Chew, Giuffre, 2005a).

Rupturierte Sehnen zeigen drei Bilder pathologischer Gewebsveränderungen:

1. Zeichen einer frischen Ruptur sind das Aufspleißen der Fasern mit Einblutungen und Fibrinniederschlägen, nach Stunden Einwanderung von neutrophilen Granulozyten.
2. Degenerative Prozesse entstehen allmählich, indem Kollagenfasern in feine Fibrillenbündel zerfallen und Schleim absondern. Zudem sind ausgedehnte Mikrorisse mit teilweise schon wieder ausgerichteten Faserbündeln, ältere Blutungsreste, Fibroblasten-Einsprossungen, Nekrosen wie auch eine Zerfaserung des umgebauten Sehnengewebes mit älteren und jüngeren reparativen Vorgängen erkennbar (Lang et al., 1988b).
3. Reparative Prozesse zeichnen sich durch ein zell –und gefäßreiches Granulationsgewebe aus, welches von Gefäßstümpfen und vom Peritendineum her innerhalb der ersten Woche einsprosst, woraus sich faserreiches Narbengewebe entwickelt. Nach frühestens vier Wochen sind sehnenähnliche Strukturen zu erkennen (Bindl, Holz, 1988).

Falls eine zuvor degenerativ veränderte Sehne reißt, können in ein und derselben Gewebsprobe Veränderungen unterschiedlicher Genese nebeneinander bestehen, welche durch Faserzerreißung und Aufspleißung noch zudem unkenntlich werden. Dies stellt eine diagnostische Schwierigkeit dar, welche oft nur durch eine zeitliche Zuordnung der Heilungsvorgänge gelöst werden kann. Während Granulationsgewebe nicht vor dem vierten bis fünften Tag entsteht, ist mit einer Narbenbildung erst nach Wochen und mit sehnenähnlichen Regeneraten erst nach frühestens vier Wochen zu rechnen ist. Frische Granulationsprozesse in histologischen Präparaten ein bis zwei Tage nach dem Unfallereignis weisen auf eine degenerative oder traumatische Vorschädigung hin (Arner O et al., 1959).

2.2. Operative Technik der Refixierung der distalen Bizepssehne

2.2.1. Überblick über operative Methoden zur Refixation der distalen Bizepssehne

Im Rahmen des Literaturstudiums zum Thema der operativen Behandlung von Bizepssehnenrupturen fällt initial eine Dominanz bereits früher englischsprachiger Veröffentlichungen auf. Deutschsprachige Arbeiten sind in den sechziger Jahren des 20.Jahrhunderts erstmalig zu verzeichnen, allerdings wurden erst in den 1980er Jahren vermehrt operative Techniken entsprechend auch der nun zunehmend eingesetzten Praktiken diskutiert (Stucke, Böttger, 1963; Gay , 1984).

Aufgrund der deutlich reduzierten funktionellen Ergebnisse nach konservativer Therapie (s. Einleitung) ist diese heute nur bei Partialrupturen und bei limitierenden Grunderkrankungen indiziert (Durr et al., 2000). Die operative Refixierung der rupturierten distalen M. biceps brachii Sehne stellt den „Goldenen Standard " und somit laut etablierter Lehrmeinung eine Operationsindikation dar. Ziel ist eine frühe Wiederherstellung der Sehnenkontinuität im Sinne einer anatomischen Refixation an der Tuberositas radii (Sotereanos et al., 2000). Eine zeitnahe Versorgung gilt als vorteilhaft, da schnell eine Sehnenretraktion mit Muskelschrumpfung und entsprechenden degenerativen Veränderungen zu erwarten sind (Gay , 1984). Die früh beschriebenen Techniken nutzen in der Mehrzahl einen isolierten, meist beugeseitigen Zugang zur distalen Bizepssehne bzw. zum proximalen Radius. Schmieden (a) beschrieb eine Tendoplastik mit Naht der Bizepssehne an den M.

brachialis und den Lacertus fibrosus, Kerschner (b) eine Fixation der Sehne direkt an die Tuberositas radii mit Schraube oder Nagel, Platt (c) eine Sehnenschlinge, welche durch ein Bohrloch im proximalen Radius geführt und dann fixiert wird, Thomsen (d) , bei Lange (e) durch eine Z-Sehnen-Plastik ergänzt, eine Fixation der an einen Faden armierten Sehne durch ein Bohrloch an der Tuberositas radii und Bunnell (f) eine Durchflechtung des Sehnenstumpfes mit einer Drahtnaht, welche über einen Bohrkanal an der Tuberositas radii bis zum streckseitigen Unterarm hindurchgezogen und dort mit einem Bleiknopf transcutan fixiert wird („Pull-out-wire"-Methode) (Abb. 5, a - f) (Stucke, Böttger, 1963)

Biomechanische Untersuchungen an Kadavern wiesen eine deutlich höhere Steifigkeit als auch Zugfestigkeit der transossären Bohrlochtechniken gegenüber Fadenankern nach (Pereira et al., 2002). Letztere haben ergänzend einen leichten Vorteil in Knochen mit reduziertem Kalksalzgehalt wie bei der Osteoporose. Einen signifikanten Unterschied zwischen den geprüften Fadenankermodellen von Statak und Mitek ergab sich in einer weiteren Untersuchung nicht (Berlet et al., 1998a). Idler et al konnten weiterhin im Rahmen von Ausreißversuchen nachweisen, dass der Einsatz von Interferenzschrauben zur Fixierung der Bizepssehne eine nahezu gleiche Stabilität wie die unverletzte Sehne selbst bietet und eine höhere Festigkeit als die genannten Bohrlochtechniken (Idler et al., 2006). Auch wurde gezeigt, dass bioresorbierbare Interferenzschrauben ("Biotend" ©) eine höhere Ausreißfestigkeit bieten als übliche Fadenanker (Khan et al., 2004). Endo-Button der neueren Generation aus Titan zur Fadenfixierung sind in vergleichbaren Tests dreimal stabiler als die Knochenbrücke bei transossärer

Fadenbefestigung und zweimal stabiler als Fadenanker der Firma Mitek (Greenberg et al., 2003). Die Relation zwischen letzteren beiden Methoden wird in einer weiteren in vitro-Studie bestätigt (Lemos et al., 2004).

Hegelmaier et al. publizierten ebenfalls ein der Anatomie angenähertes Verfahren, welches eine Spaltung der distalen Bizepssehne und Durchziehen einer der beiden Hälften durch ein Bohrloch im proximalen Radius mit anschließendem Vernähen der Enden im Sinne einer ulnaren Umschlingungsmethode beinhaltete (Hegelmaier et al., 1992b).

Weitere Operationsmethoden von Raisch (Raisch, 1958) sowie Wilhelm (Wilhelm , 1978) wurden mit dem Ziel der Defektüberbrückung bei Rupturen älterer Genese entwickelt. Im Wesentlichen bestehen diese vornehmlich sekundären Techniken aus autogenen Sehnentransplantationen, Allografts und verschiedenen Verlängerungstechniken der rupturierten Sehne selbst. Zur akuten Versorgung sind sie nicht geeignet und werden im Weiteren nicht beschrieben, da sie im hiesigen Kollektiv keine Anwendung fanden.

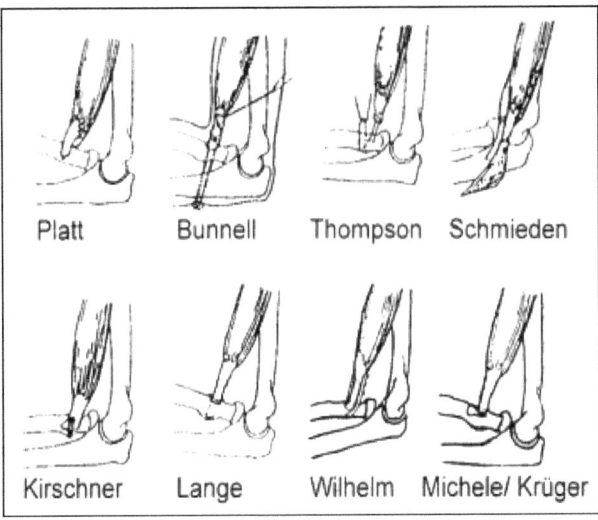

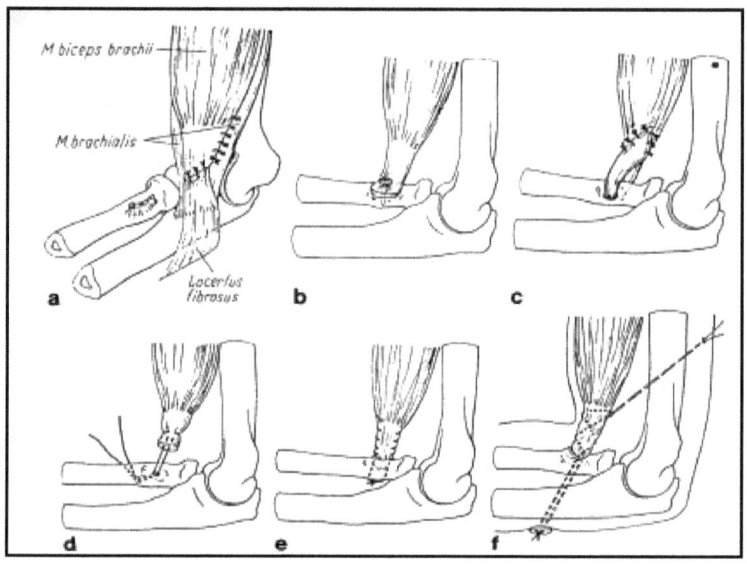

Abb. 5 a)/b) Übersicht über etablierte OP-Verfahren zur Refixation von distalen Bizepssehnenrupturen (a-f beziehen sich auf den Text) (Hegelmaier et al., 1992c)

Zusammenfassend hat sich bis heute eine Unterteilung der verschiedenen OP-Techniken in anatomische und nicht-anatomische Refixationen sowie nach der Anzahl der operativen Zugänge Einfach- und Doppel-Inzisionstechniken etabliert. Vergleichende Untersuchungen nach nicht-anatomischen Reparationen bestätigten erhebliche Defizite bezüglich des Bewegungsausmaßes und der Kraft in der Supination des betroffenen Unterarmes(Darlis, Sotereanos, 2006).

Die anatomische Rekonstruktion über einen singulären beugeseitigen Operationszugang geht aufgrund des geringen räumlichen Freiraumes mit einer erheblichen Dissektion des umgebenden Gewebes einher. Diese systemimmanente Traumatisierung beim Einbringen der Bohrlöcher im proximalen, pronierten Radius wird initial als Nachteil erachtet und wird als Ursache von vermehrten Komplikationen, insbesondere von Läsionen des Nervus radialis gesehen (Kelly et al., 2000f).

Minimal invasive Verfahren wie die Technik der gedeckten Refixierung entlang des verbliebenen Synovialschlauchs der distalen Bizepssehne mit Einbringen von Fadenankern sollen Komplikationen vermeiden (Loitz et al., 2002a).

Mit dem Ziel der Verringerung der Irritation der Strukturen der Ellenbeuge und somit der Folge-Komplikationen entwickelten 1961 Boyd und Anderson eine Technik mit einer beugeseitigen und einer zusätzlichen streckseitigen Inzision, das sogenannte „double-incision" Verfahren (Boyd JB, Anderson LD, 1961). Dieses verursachte in der Praxis geringere Raten von Nervus radialis Läsionen, jedoch eine Zunahme heterotoper Ossifikationen und Synostosen. Morrey und Askew (Mayo-Klinik) modifizierten das Vorgehen von Boyd-Anderson durch einen Split des Musculus supinator, um eine Avulsion des Periostes der Ulna auszuschließen und somit heterotope Ossifikationen zu vermeiden(Failla et al., 1990). s. Abb. 6 und 7 (S.25- 27)

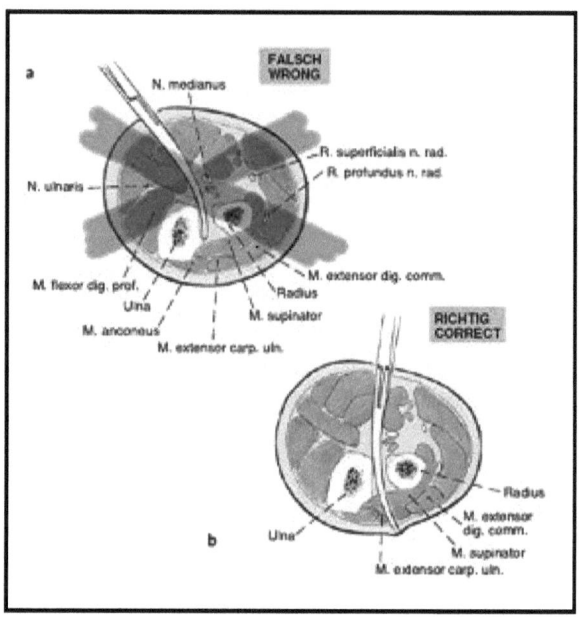

Abb. 6 Modifizierter Mayo-Zugang im Kocherschen Intervall (Morrey, 1994)

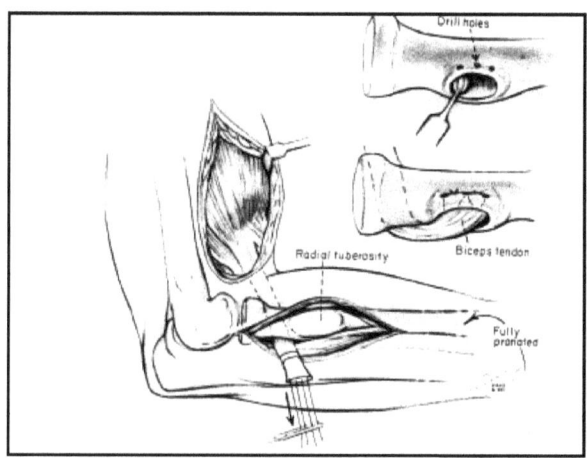

a) Operative Technik „double incision" modifiziert nach Boyd-Anderson

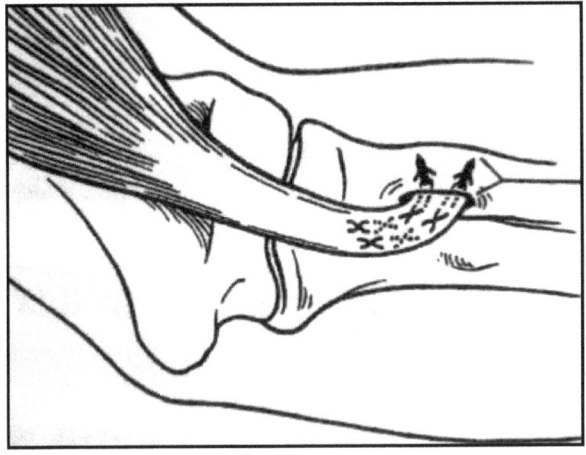

b) Fadenanker in „single-incision" Technik

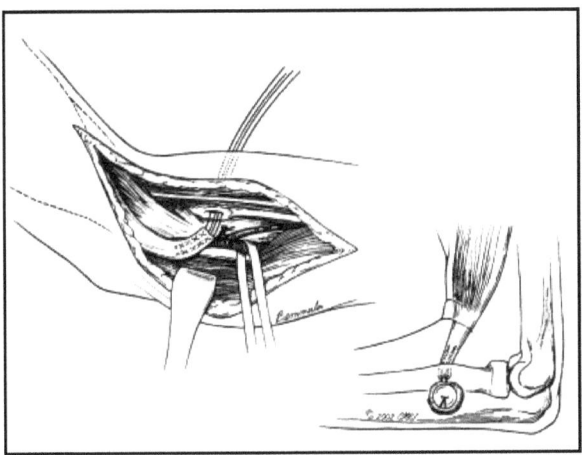

c) Operative Technik „single incision" mit Endobutton

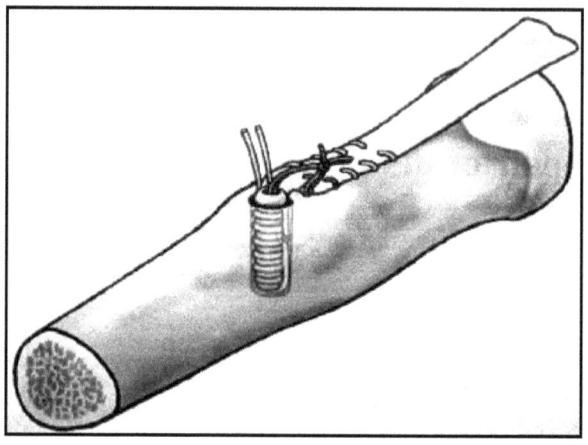

d) Refixation der distalen Bizepssehne mit „Biotend" - Schraube

Abb. 7 a)-d) Grafisch dargestellt 3 operative Standardtechniken: nach Boyd-Anderson, Fadenanker, Endobutton, Biotend-Schraube (Ozyurekoglu, Tsai, 2003).

2.2.2. Modifizierte „double incision" Technik nach Boyd-Anderson

Die initial von Boyd und Anderson publizierte Operation wurde zur Verringerung des Gewebeschadens später durch Morrey und weiterhin Bourne modifiziert („Mayo"-Technik) (Morrey, 1999).Das technische Vorgehen besteht zunächst aus einer beugeseitigen Inzision über der Ellenbeuge. Der Arm befindet sich zunächst in Streckstellung fixiert. Unter Schonung des Nervus cutaneus antebrachii wird der Sehnenstumpf nach Durchtrennung der tiefen Fascie aufgesucht, welcher endständig mit einem kräftigen „FiberWire" - Faden (Fa.

Arthrex ®) armiert wird, nachdem er aus seinem Weichteilbett gezogen wurde. Bei starker Retraktion der Sehne muss die Inzision zu einem klassischen Zugang nach Henry verlängert werden (Ramsey, 1999a). Unter Streckstellung des Unterarmes wird dann eine gebogene Kocherklemme in nach außen gedrehter Position durch den Sehnenschlauch zum proximalen Radius geführt. Durch Pronation des Unterarmes wird die Tuberositas radii herausgedreht, so dass die Kocher-Klemme nun zwischen Radius und Ulna durch den Musculus supinator und extensor carpi ulnaris bis zur dorsolateralen Haut vorgeschoben und diese inzidiert wird (Wirth, Bohnsack, 2003). Die Tuberositas wir nun bei maximaler Pronation und 90° Beugung im Ellenbogen dargestellt. Entscheidend für dieses modifizierte Vorgehen ist die Vermeidung einer Avulsion der Ulna durch die Drehung der gebogenen Kocher-Klemme nach radial (Abb.3).

Im Anschluss erfolgt das lokale Debridement im Bereich des Reinsertionsareals an der Tuberositas radii. In unveränderter Stellung des Unterarmes werden hier dann zwei bis drei Bohrlöcher eingebracht. Die Kocher-Klemme transportiert die armierten Fäden zusammen mit dem Sehnenstumpf durch den vorgeformten Weichteilkanal bis zur streckseitigen Hautinzision. Die Fäden werden in die Bohrlöcher eingebracht, unter maximaler Supination des Unterarmes die Sehne reponiert und bei neutraler Rotation geknotet. Nach Prüfung der freien Rotation in beide Richtungen wird dann die Haut verschlossen (Rantanen, Orava, 1999i) (Norman WH, 1985).

Entsprechend diesem beschriebenen operativen Vorgehen erfolgte im BG Unfallkrankenhaus Hamburg die Refixation der distalen Bizepssehne in der Doppel-Inzisions-Technik unter Einbringen besonders reißfester Glasfieber-Fäden („FiberWire" -Fäden / Fa. Arthrex, Naples).

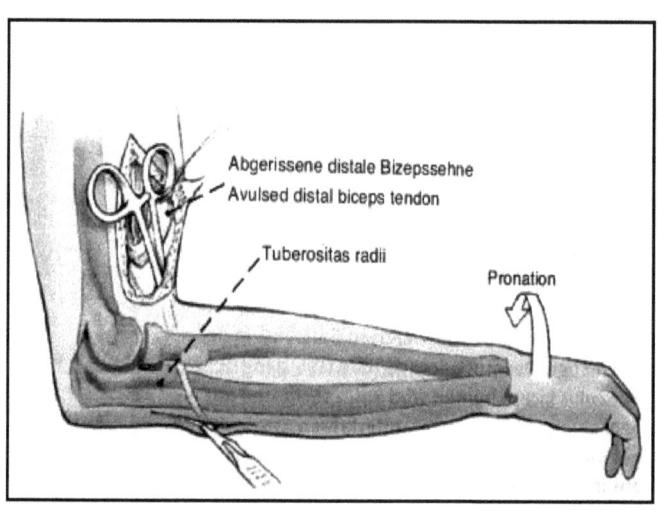

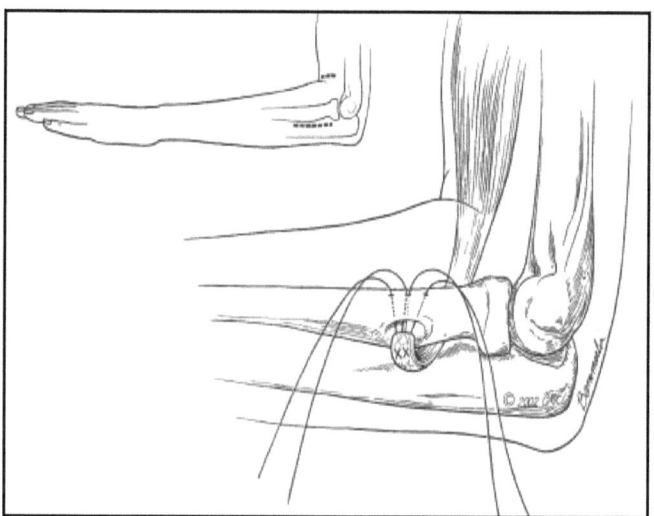

Abb.8 a) , b) Schematische Darstellung der operativen Technik mod. nach Boyd-Anderson: Pronation & Refixation an der Tuberositas Radii

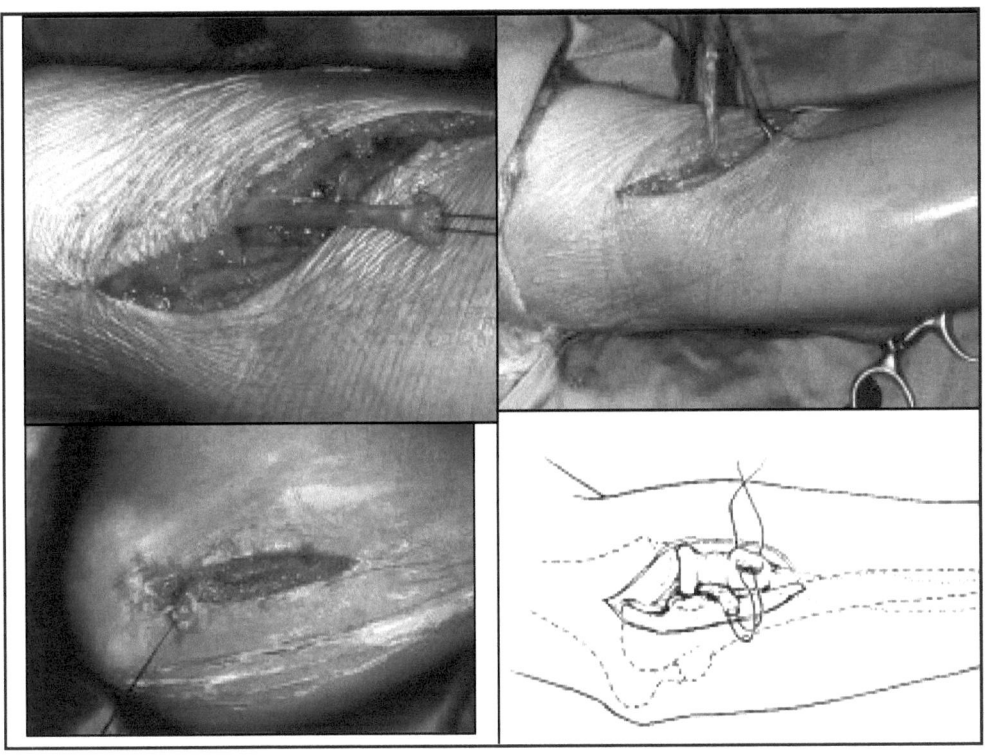

Abb.9 Intraoperative Darstellung der „double incision" - Technik mod. n. Boyd-Anderson (aus dem BG Unfallkrankenhaus Hamburg)

2.2.3. "Single incision" Technik mit Fadenankern

Operative Techniken, die nur einen isolierten beugeseitigen Zugang nutzen, bieten Vorteile (s. 2.2.1), welche zu weiteren Veränderungen geführt haben. Der operative Zugangsweg entspricht dem der „double incision" Technik und wird unter 2.2.2 erklärt. Die Entwicklung von relativ reißfesten Fadenankern aus bioresorbierbaren Materialen oder aus vornehmlich Titan-Legierungen ermöglichte gegenüber herkömmlichen Techniken eine sehr begrenzte Weichteil-Präparation, um die Tuberositas radii darzustellen und den Anker einzubringen. Eine Bohrung durch den proximalen Radius ist nicht notwendig, die fixierten Fäden werden durch das distale Sehnenende gestochen und dann unter Beugung im Ellenbogen geknotet (Lintner, Fischer, 1996). Zur verbesserten Einheilung und mit einer suffizienten Vaskularisation des Sehnenendes wird die Bildung einer kleinen Mulde bzw. Einkerbung im Bereich der Tuberositas radii empfohlen (St et al., 1995). Die heute etablierten Fadenanker bieten ergänzend einen deutlich höheren Komfort und Festigkeit als die bekannten Endo-button, Schrauben oder Klammern (Berlet et al., 1998b). Komplikationen werden nur selten beschrieben, allerdings sind deutlich höhere Kosten eines Fadenankers gegenüber den herkömmlichen Techniken Gegenstand der Kritik. Im Rahmen dieser am BG Unfallkrankenhaus Hamburg durchgeführten Studie wurden Titan-Fadenanker der Firma Mitek ® (Mitek GII, Fa. Ethicon) unter Nutzung der „single-incision" implantiert. (s. Abb.10)

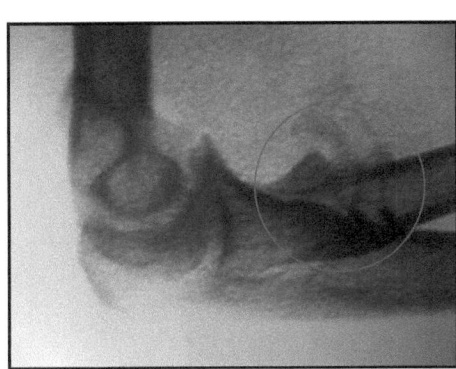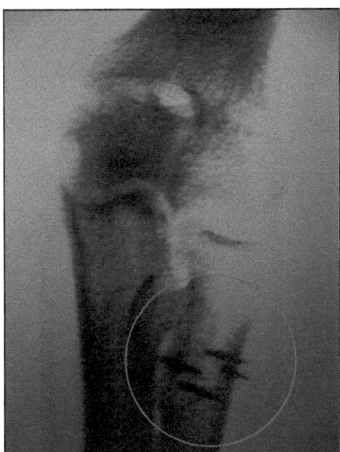

Abb. 10 Radiologische Kontrolle (Bildwandler-Technik): Position von 4 Titan-Fadenankern in der Tuberositas radii nach Refixation der distalen Bizepssehne, Exostose.

2.2.4. Nachbehandlung

Das postoperative Therapieschema nach Refixation einer distalen Bizepssehnenruptur besteht zunächst aus einer Ruhigstellung des operierten Armes in einem Cast-Verband oder Gips in 90° Flexionsstellung sowie leichter Supination. Frühfunktionell darf die Extremität nur aus der Schiene heraus passiv in die weitere Flexion unter Meidung von Rotationsbewegungen geführt werden. Schrittweise ab ca. der 2-3 postoperativen Woche wird die aktive Streckung bei passiver Flexion freigegeben. Bis zur 6.Woche wird eine aktive Beugung unter begleitendem isometrischem Krafttraining erreicht. Mit der

4.Woche nach der Rekonstruktion wird die passive und nach 6 Wochen die aktive Unterarmumwendbewegung angestrebt. Die Ruhigstellung wird während dieser Zeit nur zur Nacht angelegt. Eine volle Belastung des Armes ist nach frühestens 12-16 Wochen möglich, die Arbeitsunfähigkeit kann bei leichten körperlichen Tätigkeiten zu einem früheren Zeitpunkt abgeschlossen sein (Wirth, Bohnsack, 2003).

2.3. Patientenuntersuchung

2.3.1. Klinische und radiologische Untersuchung, Fragebögen

Aus dem Operationsregister des BG Unfallkrankenhaus Hamburg wurden retrospektiv 84 Patienten ermittelt, welche in der Zeit von Februar 1991 bis Dezember 2004 nach erlittener Ruptur der distalen Bizepssehne operativ behandelt wurden. Nach initialer Planung des Studien-Ablaufs und erfolgreichem Ethikantrag bei der zuständigen Ethikkommission Hamburg erfolgte eine Einladung der Patienten in das BG Unfallkrankenhaus Hamburg. Die klinische Untersuchung fand orientierend an einem zuvor angefertigten Fragebogen (s.Anhang) nach festgelegter Reihenfolge immer durch den Autor selbst statt. Somit konnten interindividuelle Diskrepanzen zwischen verschiedenen Untersuchern ausgeschlossen werden. Zur Anamnese und Analyse klinischer Parameter wurde primär die Patientenakte eingesehen. Einer

Befragung zu persönlichem Zustand und Beschwerden folgte eine klinische Untersuchung. Folgende Parameter wurden als relevant berücksichtigt:

Alter, Geschlecht, Beruf, Grunderkrankungen, Vorverletzungen, Seite Verletzung – dominante Seite, Genese der Verletzung, Freizeitaktivitäten vor und nach der Verletzung, Zeitspanne zwischen Verletzung und Operation, Subjektives Kraft -und Schmerzempfinden, Bewegungsausmaß, Reoperationen und Komplikationen, Neurologischer Status, histologisches Ergebnis, heterotope Ossifikationen, Zeitdauer der Arbeitsunfähigkeit, postoperativer Behandlungszeitraum und Nachuntersuchungsintervall bezogen auf die angewandte OP-Technik.

Die erhobenen Befunde wurden zur weiteren Validierung den *drei* Scores nach Murphy et al (Murphy et al., 1987c), nach Mayo (Morrey BF et al., 1993) und nach Rantanen und Orava (Rantanen, Orava, 1999h) vergleichend zugeordnet. Anschließend erfolgte zum Ausschluss von funktionell beeinträchtigenden heterotopen Ossifikationen des operierten Armes eine radiologische Untersuchung. Verbliebene Sensibilitätsstörungen und Defizite auf neurologischem Fachgebiet wurden durch einen neurologischen Facharzt verifiziert. (Fragebogen : s. Anhang)

2.3.2. Evaluation der klinischen Untersuchungsergebnisse : Score nach Rantanen und Orava, nach Murphy, Mayo -Score, DASH-Score

Zur weiterführenden Evaluation der klinischen Ergebnisse, welche nach einem individuell angelegten Fragebogen in festgelegter Reihenfolge erhoben wurden, standen vier mögliche Untersuchungs-Scores zur Auswahl:

1. **Score n. Murphy** (Murphy et al., 1987b)
2. **Mayo -Score** (Morrey BF et al., 1993)
3. **Score n. Rantanen & Orava** (Rantanen, Orava, 1999g)
4. **DASH-Score** (" Disabilities of the Arm, Shoulder and Hand Instrument) (Germann et al., 1997)

Bei der Auswahl der zur Validierung der Untersuchungsergebnisse geeigneten Scores erwiesen sich der Score nach Murphy, welcher laut der Autoren grundsätzlich zur Evaluation von Olecranonfrakturen entwickelt war, als differenziertes Instrument zur Einschätzung des funktionellen Ergebnisses: In den Gesamtwert gehen neben Funktion, Schmerz, Bewegungseinschränkung mit je gleichen Anteilen (je 26,3 %) auch radiologische Faktoren (21 %) ein. Der Mayo Elbow Performance Score nach Morrey et al. berücksichtigt additiv neben Schmerzen und Bewegungsausmaß die Stabilität des Ellenbogengelenkes sowie Funktion des betroffenen Armes im Alltag. Rantanen definierte eine Einteilung in vier Stufen von sehr gut, gut, ausreichend bis schlecht. Beurteilungskriterien sind die Funktion, Schmerzempfinden, Aktivitätsgrad und subjektive

Zufriedenheit des Untersuchten, eine Zuordnung von Zahlenwerten ist nicht vorgesehen (Rantanen, Orava, 1999f).

Ein von der American Academy of Orthopaedic Surgeons entwickelter Fragebogen zur Objektivierung von Funktionsstörungen der gesamten oberen Extremität (DASH) stellt sich in der näheren Prüfung als zu komplex und nicht ausreichend spezifisch bezüglich Verletzungen im Bereich des Ellenbogens bzw. der Bizepssehne dar. Im Rahmen der Untersuchung finden somit vergleichend die erstgenannten Scores Anwendung (siehe Anhang, Seite 85).

2.3.3. Isokinetische Kraft- und Funktionsmessung mit dem Biodex-System 3 ©

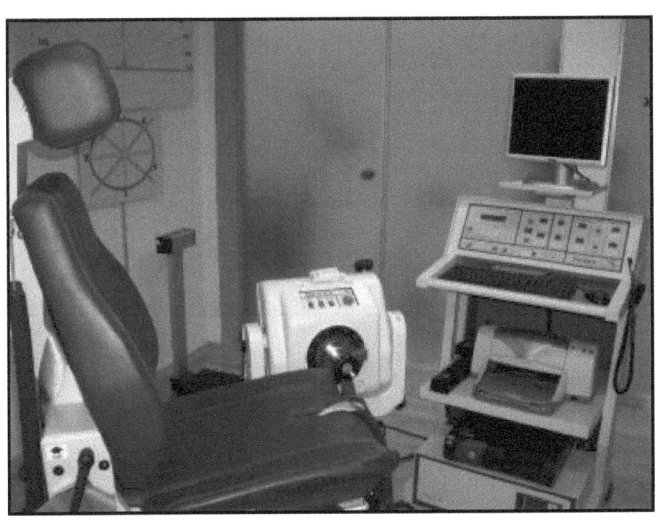

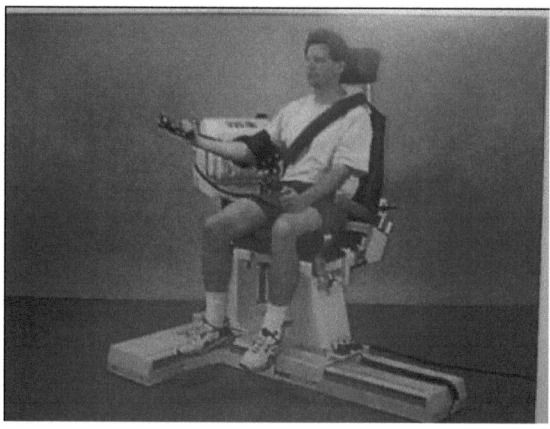

Abb.11 Biodex System 3 © - Testaufbau zur isokinetischen Kraftmessung

Bei dem im BG Unfallkrankenhaus Hamburg bei der Leistungsdiagnostik zur Verfügung stehenden Biodex System 3 © handelt es sich um ein mechanisch-elektronisches Dynamometer, mit welchem konzentrische isokinetischen Kraftmessungen durchgeführt werden können. Der Proband ist mit der zu prüfenden Extremität, in diesem Fall jeweils mit dem ehemals verletzten Arm und im Anschluss zum Vergleich mit der unverletzten Gegenseite, fest mit dem Gerät verbunden. Das Ellenbogengelenk verbleibt frei beweglich. Somit wurden Bewegungen in vier Bewegungsrichtungen am Unterarm möglich, welche der Proband in fester Reihenfolge demonstrieren muss: Extension und Flexion am Ellenbogengelenk sowie Pro –und Supination des Unterarmes. Der Testperson wird im Rahmen des Testverlaufs die Aufgabe gestellt, die geforderte Anzahl von jeweils zehn Testwiederholungen pro Extremität im vollen Bewegungsausmaß (BAM) so schnell wie möglich zu absolvieren. Hohe

Winkelgeschwindigkeiten (größer 180 °/Sekunde) führen zu niedrigen Widerständen des Dynamometers und sind daher zu Kraftausdauertests geeignet. Im Anschluss erfolgten zur Messung der erreichbaren Maximalkraft jeweils fünf Bewegungen mit geringer Geschwindigkeit (30°- 60°/Sekunde) und hohem Widerstand. Die gemessenen Daten werden von einem angeschlossenen Computer aufgezeichnet und sind im Weiteren als Microsoft Access © Dateien zu exportieren.

Wie bei entsprechend etablierten Testverfahren wurde zunächst die unverletzte Seite, dann die verletzte Seite getestet (D'Arco et al., 1998). Die Maximalkraft ergibt sich aus dem maximalen Drehmoment nach fünf Wiederholungen mit einer Winkelgeschwindigkeit von 90°/sec. Die entwickelte Kraft wird aus dem Quotienten von unverletzter zu verletzter Extremität in Prozent Dominanz korreliert ausgedrückt. Ausdauer ergibt sich aus 25 Wiederholungen mit einer Winkelgeschwindigkeit von 240°/sec. Die Relation der im ersten und letzten Drittel geleisteter Übungen erzielten Arbeit wird mit der Gegenseite korreliert.

Folgende Messdaten wurden jeweils für die Extension und Flexion im Ellenbogengelenk sowie für Pro -und Supination am Unterarm aufgezeichnet:

1. Bewegungsausmaß= **BWA** (Grad/deg°):

   Maximalamplitude der Bewegung in beiden Richtungen

2. Kraftspitzenwert = **Max. DMM** (Nm):

   Der vom Probanden erreichte Wert der höchsten Kraftentwicklung im Sinne eines Drehmomentes an der untersuchten Extremität, die als Kraftkurve dargestellt wird. Differenzen im Seitenvergleich werden als prozentuales Defizit dargestellt. Ein negatives Defizit bedeutet, dass die verletzte Seite höhere Werte aufweist, als die unverletzte Seite. Unterschiede von kleiner 10 Prozent gelten nicht als signifikant. Der relative Kraftwert ergibt sich aus der Relation des erreichten Drehmomentes zum Körpergewicht als orientierende Größe zur Muskelmasse, welche eine interindividuelle Vergleichbarkeit ermöglicht.

3. Arbeit (J):

Der Wert der in der besten Wiederholung geleisteten Arbeit. Beschrieben wird somit die Fläche Integral unter der gemessenen Kraftkurve. Je höher und bauchiger eine Kurve dargestellt ist, desto größer und gleichmäßiger ist die Kraftverteilung während der gesamten Bewegungsamplitude.

4. Initiale Verzögerung (ms):

Dargestellt wird die zeitliche Dauer bis zum Erreichen der voreingestellten isokinetischen Geschwindigkeit. Dieser Wert beschreibt die neuromuskuläre Leistungsfähigkeit zu Beginn der Testbewegung.

5. Finale Verzögerung (ms) :

Dargestellt wird die Zeit, die nötig ist, um die Bewegung wieder auf 0°/Sek. zu verzögern, d. h. abzubremsen. Dieser Wert beschreibt die neuromuskuläre Leistungsfähigkeit am Ende der exzentrischen Testbewegung.

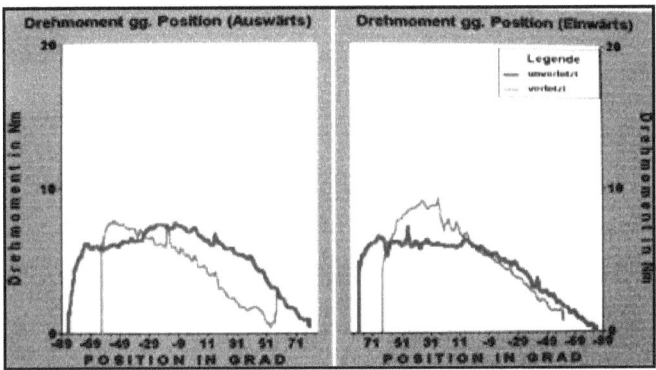

Abb.12 a) Beispiel Kurvenverlauf im Seitenvergleich für Supination und Pronation am Unterarm (Drehmoment Nm)

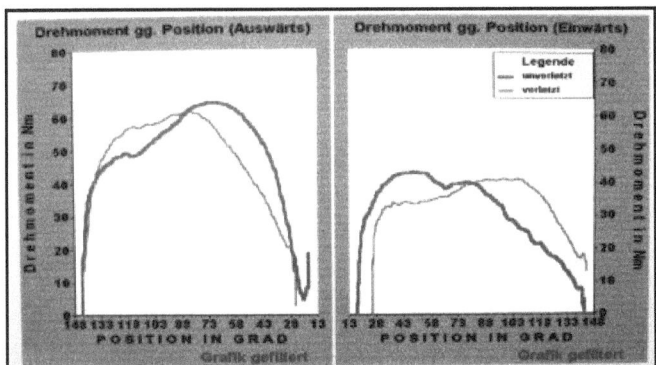

Abb.12 b) Beispiel Kurvenverlauf im Seitenvergleich für Extension und Flexion im Ellenbogengelenk (Drehmoment Nm)

2.3.4. Statistische Evaluation

Zur Analyse der aufgezeichneten probandenspezifischen Messdaten erfolgte zunächst ein Import der ursprünglich im „Microsoft- Access © " - Format gespeicherten Werte in eine Microsoft „Excel © "Datei. Es konnten Mittelwerte, Minimum und Maximum der gemessenen Variablen dargestellt und zur statistischen Validierung herangezogen werden. Zur Darstellung der Signifikanz wurden ein gepaarter T-Test im Seitenvergleich zwischen verletzter und unverletzter Seite des jeweiligen Probanden sowie ein ungepaarter T-Test zwischen den gesamten einer spezifischen Therapie zugeordneten Gruppen durchgeführt.

Die Einzelvarianzanalyse der Gruppen erfolgte computer-unterstützt mit dem Anova-Test nach Bonferonni *(SPSS ©,Chicago,Illinois)*. Signifikanz wurde angenommen bei einer Wahrscheinlichkeit von $p < 0,05$. Zur statistischen Auswertung wurde das untersuchte Kollektiv nach der Art der erfolgten operativen Therapie in zwei Hauptgruppen und die entsprechende unverletzte Seite als Vergleichsgruppe unterteilt. Somit ergaben sich vier zu vergleichende Hauptgruppen: Je eine Gruppe beider durchgeführten operativer Techniken (Gruppe 1 V: single-incision Technik verletzte Seite , 2 V : double-incision Technik verletzte Seite) gegenüber den beiden Gruppen der unverletzten Seiten (Gruppe 1 UV : single-incision Technik unverletzte Seite, 2 UV : double-incision Technik unverletzte Seite).

Aus allen vier Vergleichsgruppen wurde jeweils ein Mittelwert bezogen auf die jeweilige Bewegungsrichtung einer Messvariablen ermittelt. Diese konnten mit entsprechenden Variablen der Vergleichsgruppe (gesunde Gegenseite und Gruppe der alternativen OP-Technik) direkt verglichen werden, so dass sich Differenzen zwischen den Ergebnissen der beiden erfolgten OP-Techniken sowie zwischen operierter Extremität und der unverletzten Gegenseite ergaben.

3. Patienten

In die Studie wurden 84 Patienten (13 Frauen, 71 Männer) aufgenommen, bei denen nach stattgehabter Ruptur eine operative Refixation der distalen Bizepssehne entweder im Sinne einer „single-incision" unter Einbringen eines Fadenankers oder in der „double-incision - " Technik modifiziert nach Boyd-Anderson im Zeitraum vom Februar 1991 bis zum Dezember 2005 durchgeführt wurde. Tab. 3.1. zeigt die Verteilung des Patientenkollektivs entsprechend der jeweiligen angewandten Operationstechnik.

Die an der Studie teilnehmenden Patienten waren zwischen 38 und 61 Jahren alt. Das mittlere Alter betrug 48,1 ± 8,7 Jahre mit der größten Gruppe in der fünften Lebensdekade.

Tab. 3.1. Patientenkollektiv entsprechend der OP-Technik

	„single-incision" (Fadenanker)	„double-incision" (n. BA)	Summe
Frauen (n)	2	11	13
Männer (n)	13	58	71
Alter (Jahre - Median)	48,8 ± 8,1	47,1 ± 9,3	48,1 ± 8,7

Das Untersuchungsintervall nach erfolgter operativer Therapie für beide Gruppen zusammen beträgt 24,4 ± 17 Monate, das Intervall zwischen Verletzung und Operation 18,9 ± 11,5 Tage. In durchschnittlich 59,2 % der untersuchten Fälle war der dominante Arm von der Verletzung betroffen, der Zeitraum der mittleren Arbeitsunfähigkeit der Verletzten betrug 59,9 Tage. Die Arbeitsunfähigkeit war im Kollektiv der Patienten nach Operation mit modifizierter Boyd-Anderson-Technik deutlich verlängert, wobei es sich bei diesen Patienten in der Mehrzahl um körperlich tätige Handwerker handelte. Tab. 3.2 zeigt die Verteilung der Kollektive bezogen auf die erfolgte OP-Technik (Mediane), Tab 3.3 die Berufe aller untersuchten Patienten.

Tab. 3.2

	„single-incision" (Fadenanker)	„double-incision" (nach Boyd-Andersen)	Summe
Nachuntersuchungsintervall (Monate)	33,1 ± 15,1(21-49)	15,6 ± 10,3(3-40)	24,4 ± 17
Operationsintervall (Tage)	28,6 ± 17,2(3- 148)	9,3 ± 9,3 (1-44)	18,9 ± 14,5
AU (Tage)	23,4 (7-434)	96,5 (3-330)	59,9
Dominanter Arm (%)	53,3	65,1	59,2

Tab. 3.3 Berufe der Patienten unterteilt nach OP-Technik

	„single-incision" (Fadenanker)	„double-incision" (nach Boyd-And.)	Summe
Handwerker	6 (40%)	32(46,4%)	38(45,2%)
Angestellte	2(13,3%)	20 (29%)	22(26,2%)
Beamte	1(6,7%)	12(17,4%)	13(15,5%)
Selbständige	6(40%)	5(7,2%)	11(13,1%)

Die Frage nach der Genese der Verletzung soll klären, ob ein adäquates Trauma oder eine vorbestehende degenerative Veränderung der betroffenen distalen Sehne des M. biceps brachii als ursächlich anzusehen ist. Die Beschreibung des genauen Unfallherganges stellt insbesondere für gutachterliche Beurteilungen einen zentralen Punkt zur Anerkennung des Unfallzusammenhanges dar. Einen zusätzlichen Hinweis kann ein intraoperativ entnommenes histologisches Präparat aus der verletzten Sehne bieten. Zur Abgrenzung wurden die Durchgangsarztberichte und Anamnesen in den vorliegenden Krankenakten untersucht. Lagen keine ausreichenden Angaben vor, wurden die Patienten selbst nochmalig retrospektiv befragt. Insgesamt ließ sich in 31 Fällen und somit 36,9 % aller Patienten ein adäquates Trauma nachweisen, davon bei n=5 (33,3 %) Patienten in der Gruppe mit erfolgter Fadenanker-Technik und n=26 (37,5 %) in der Vergleichsgruppe operiert nach Boyd-Anderson.

Tabelle 3.4 Zeigt den Zusammenhang zwischen adäquater traumatischer Genese und dem histologischen Befund einer traumatischen bzw. degenerativen Ursache. Histologische Mischbefunde mit Anteilen beiderartiger Veränderungen (traumatisch/degenerativ) wurden nicht berücksichtigt.

Tab.3.4 Unfallhergang und histologisches Ergebnis

	Frisch	degenerativ	Summe
Adäquates Ereignis	20(26,7%)	10(13,6%)	30(40,5%)
Inadäquates Ereignis	6(8,3%)	42(51,1%)	48(59,5%)

Als prädispositionierende Faktoren für die vorzeitige Ruptur großer Sehnen des Menschen werden Grunderkrankungen wie der Diabetes mellitus, Erkrankungen des Bindegewebes und des Kollagenstoffwechsels wie auch der Nikotinabusus vermutet. Bindegewebserkrankungen konnten anamnestisch als auch klinisch bei keinem Patienten nachgewiesen werden. Insgesamt berichteten 35 Patienten (41,6 %) von einem übermäßigen regelmäßigen Nikotinkonsum von mehr als 20 Zigaretten pro Tag. Bei 3 Patienten, beschränkt auf das Kollektiv mit „double-incision"-Technik (modifiziert nach Boyd-Anderson) war ein nicht insulinpflichtiger Diabetes mellitus Typ II bekannt.

Weitere Grunderkrankungen wurden durch die untersuchten Patienten nicht angegeben.

4. Ergebnisse

Die Auswertung der erstellten Untersuchungsbögen führt neben den unter Kapitel 3 wiedergegebenen anthropometrischen und anamnestischen Daten zu den klinischen Untersuchungsbefunden. Im Folgenden werden nach den körperlichen Untersuchungsbefunden mit dem Schwerpunkt auf funktionelle Bewegungseinschränkungen und neurologischen Defiziten an der betroffenen Extremität die radiologischen Ergebnisse verglichen. Im Weiteren sind die Daten aus der Kraftmessung mittels Biodex ® -Meßsystem und die individuellenKomplikationen beider angewandter operativen Techniken dargestellt. Abschließend werden die erhobenen Daten Funktions-Scores zugeordnet.

4.1. Klinische und radiologische Untersuchung

Alle Operationsnarben waren zum Zeitpunkt der Untersuchung reizfrei verheilt. Der Muskelbauch des M. biceps brachii des verletzten Armes stellte sich äußerlich in allen Fällen weitestgehend physiologisch dar ohne Zeichen einer für eine Ruptur bzw. Insuffizienz der distalen Bizepssehne typischen Proximalisierung. Die Patienten bezeichneten sich neben den beschriebenen Grunderkrankungen ausnahmslos als gesund. Bei keinem der untersuchten Patienten wurde im betroffenen Ellenbogengelenk eine Bandinstabilität festgestellt, die angrenzenden Gelenke von Handgelenk und Schulter waren klinisch in allen Fällen frei beweglich.

4.2. Bewegungsausmaß

4.2.1. "Single incision" Technik mit Fadenankern (Gruppe 2)

Die klinische Untersuchung der Bewegungsausmaße an den betroffenen Armen zeigte bei 6,7 % des Gesamtkollektivs eine Bewegungseinschränkung isoliert bezüglich der Extension und bei 13 % bezüglich der Flexion im Ellenbogengelenk. Weitere 6,7 % der Patienten litten unter einer isolierten Verminderung der Pronation, 15 % isoliert der Supination und 13 % unter einer kombinierten Einschränkung beider Bewegungsrichtungen in Unterarmumwendung aktiv wie auch passiv. Insgesamt verblieben 69 % der Untersuchten aus Gruppe 2 ohne Bewegungseinschränkung. (Abb.13)

Das mittlere Ausmaß der Einschränkung bezogen auf jede Bewegungsrichtung beträgt (Untersuchung mit einem klinischen Winkelmessgerät vergleichend gegenüber computergesteuerter Messung mit Biodex 3 © System: dargestellt in Grad ° „Winkelmessgerät / Biodex 3 ©") :

Bei der Extension 5 ° (0-10°) / 3,3°,

bei der Flexion 5 ° (0-10 °) / 4,2° ,

bei der Pronation 5 ° (0-10°) / 5°,

bei der Supination 10° (0-15°) / 11,7 ° und

in der Kombination aus Pro- und Supination 15° (0-15°) / 13,2°.

Die Auswertung der nativradiologischen Untersuchungen (Ellenbogengelenk in zwei Ebenen) lässt bei drei Patienten Ossifikationen im Bereich der Tuberositas radii erkennen. Eine komplette radio-ulnare Synostose kann nicht nachgewiesen werden. Der Nachweis von Exostosen beschränkt sich auf Patienten mit funktionellen Bewegungseinschränkungen. In zwei Fällen kann eine sekundäre Dislokation der eingebrachten Anker aus dem Radius gezeigt werden, je einer dieser Patienten leidet unter einer Limitierung von Pro- und Supination. Einen Anhalt für eine Fraktur im Bereich des proximalen Radius ergab sich nicht. Viermal beschrieben die Verletzten ein temporär aufgetretenes neurologisches Defizit am Unterarm (s.a. Kapitel 4.4.Komplikationen)

4.2.2. "Double incision" Technik modifiziert nach Boyd-Anderson (Gruppe 1)

11,6 % dieser Patientengruppe zeigte klinisch eine Bewegungseinschränkung isoliert bezüglich der Extension und 15,9 % bezüglich der Flexion im Ellenbogengelenk. Weitere 13 % der Patienten litten unter einer isolierten Verminderung der Pronation, 17,3 % isoliert der Supination und 11,6 % unter einer kombinierten Einschränkung beider Bewegungsrichtungen in Unterarmumwendung aktiv als auch passiv. In dieser Gruppe waren abschließend 66 % der Untersuchten am betroffenen Arm frei beweglich. (Abb.13)

Das mittlere Ausmaß der Einschränkung bezogen auf jede Bewegungsrichtung beträgt (Untersuchung mit einem klinischen Winkelmessgerät vergleichend gegenüber computergesteuerter Messung mit Biodex 3 $^{©}$ System: dargestellt in Grad ° „Winkelmessgerät / Biodex 3 $^{©}$") :

Bei der Extension 5 ° (0-10°) /2,1 °,

bei der Flexion 5 ° (0-15 °) / 2,6 °,

bei der Pronation 5 ° (0-10°) / 6,3°,

bei der Supination 15° (0-45°) / 12,9 ° und

in der Kombination aus Pro- und Supination 25° (0-80°)/ 19,2 °.

Nativradiologisch werden bei 14 Patienten (20,3%) Ossifikationen im Bereich der Tuberositas radii dargestellt, drei mal eine komplette radio-ulnare Synostose. Der Nachweis von Exostosen beschränkt sich auch in diesem Kollektiv auf Patienten mit funktionellen Bewegungseinschränkungen, die

Synostosen auf Patienten mit kombinierten Bewegungseinschränkungen bezüglich Pro- und Supination am Unterarm.

Acht Patienten gaben temporäre und einer einen dauerhaften neurologischen Schaden am operierten Arm an. Im Kapitel 4.3.Komplikationen (s.u.) werden die angeführten postoperativen Komplikationen näher beschrieben.

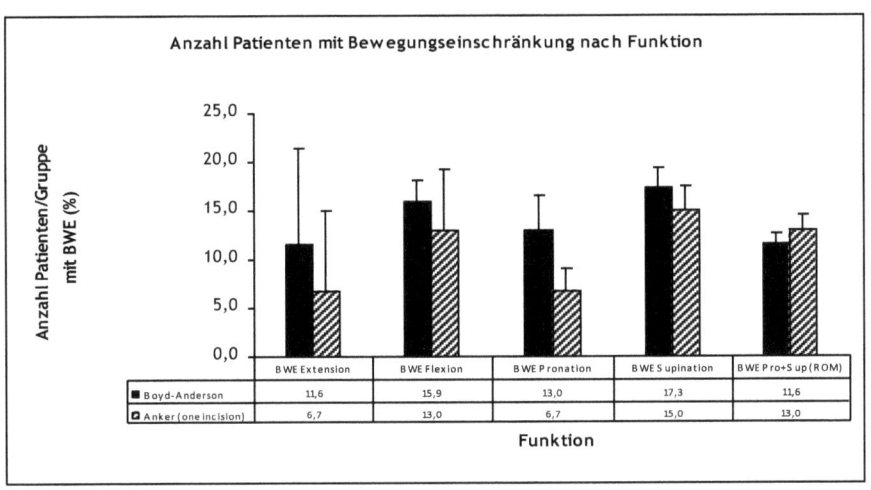

Abb.13 Anzahl der Patienten mit Bewegungseinschränkung entsprechend der Funktion (67 % (n= 57 Pat.) ohne Bewegungseinschränkung)

4.3. Kraft – und Funktionsmessung mit dem Biodex-System3 ©

Mit der Ruptur der distalen Bizepssehne wird in dieser Studie die Verletzung der Ansatzsehne des M. bizeps brachii untersucht, dessen Funktion neben der Flexion im Ellenbogengelenk hauptsächlich in der aktiven Unterarmaußendrehung als stärkster supinierender Muskel am Unterarm besteht. Entsprechend wurde die Beurteilung der Maximal –und Ausdauerkraft des betroffenen Armes nach operativer Refixation der distalen Bizepssehne im Seitenvergleich zum unverletzten Arm auf die aktive Flexion und die Supination beschränkt. Zur Analyse der neuromuskulären Funktion erfolgten Messungen der mittleren Beschleunigung und Verzögerung bezüglich Flexion und Extension über dem Ellenbogen im Vergleich zur gesunden Gegenseite.

4.3.1. Beschleunigung

Der Mittelwert der initialen Beschleunigung (s) bezüglich der Extension zeigt für das Gesamtkollektiv aller Patienten eine Differenz von -2,2 % im Seitenvergleich zwischen gesunder und verletzter Seite: für die Gruppe mit der Fadenanker-Technik (Gruppe 2) -2,0 % gegenüber -2,3 % der Vergleichsgruppe operiert nach Boyd – Anderson (Gruppe1). Entsprechend ergab sich bezüglich der Flexion im Gesamtkollektiv aller untersuchten Patienten im Seitenvergleich beider Arme eine Differenz von - 31, 1 %: für Gruppe 2 eine mittlere Differenz von -10 % gegenüber Gruppe 1 mit einer mittleren Differenz – 39,2 %. (s.Abb.14)

4.3.2. Verzögerung

Das Mittel der initialen Verzögerung (s) bezüglich der Extension zeigt für das Gesamtkollektiv aller Patienten im Seitenvergleich beider Arme eine Differenz von 58,9 %: für die Gruppe mit der Fadenanker-Technik (Gruppe 2) -54 % gegenüber 60,1 % der Vergleichsgruppe operiert nach Boyd-Anderson (Gruppe 1).

Bezüglich der Flexion ergab sich im Gesamtkollektiv eine mittlere Differenz zwischen gesunder und verletzter Seite von 1,1 %: für Gruppe 2 38 % gegenüber Gruppe 1 mit -13,1 %. (s.Abb.14)

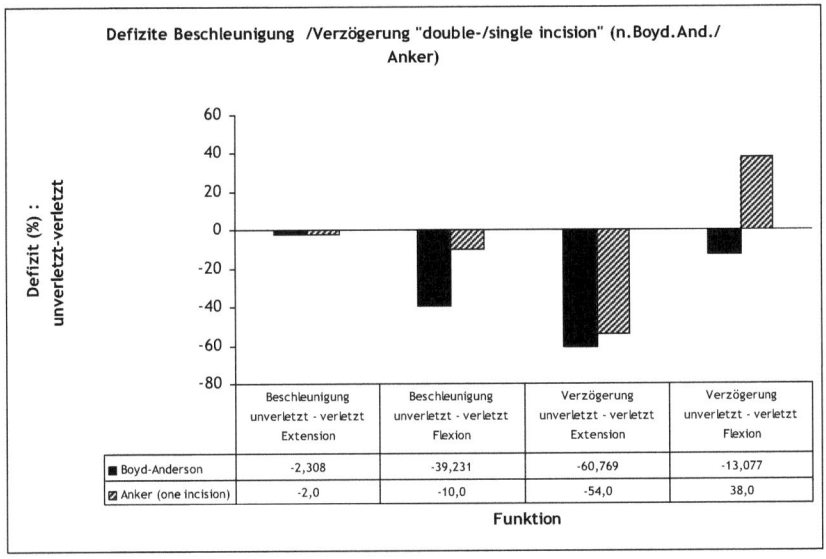

Abb .14 Defizite der Beschleunigung und Verzögerung im Seitenvergleich

4.3.3. Kraftspitzenwerte und Ausdauerkraft

Die Werte der Messung der maximal erreichten Kräfte sowie der Ausdauerkräfte werden in Prozent (%) des Defizits zwischen verletzter und unverletzter Seite unterteilt in Gruppe 1 und 2 angegeben:

Die Flexion im Ellenbogengelenk gegen einen Widerstand führt im Seitenvergleich bei einem Mittelwert von 2,3 % beider Gruppen zusammen zu einem Defizit der Spitzenkraft in Gruppe 1 von 6,3 % und in Gruppe 2 von

10,7 %. Die Kraftspitzenwerte bei Supination im Unterarm und fixierter Flexion von 90° im Ellenbogengelenk ergeben bei einem Defizit von 3,87 % des Gesamtkollektives eine Differenz von 5,9 % im Seitenvergleich von gesunder zu operierter Seite für Gruppe 1 und von 18,2 für Gruppe 2.

Entsprechende Messungen in der Ellenbogenflexion zeigen eine verminderte Ausdauerkraft von 6,5 % für Gruppe 1 gegenüber 4,1 % von Gruppe 2 (Gesamt - Defizit 4,6%), in der Unterarm -Supination von 4,5 % für Gruppe 1 und 5,3 % für Gruppe 2 (Gesamt-Defizit 4,91 %).

Zusammenfassend resultiert somit diesbezüglich eine Differenz zwischen beiden Gruppen 1 und 2 in Bezug auf die Maximalkraft der Flexion im Ellenbogengelenk von 4,4 %, in Bezug auf die Maximalkraft Supination am Unterarm von 12,3 % bei jeweilig geringeren Defiziten in Gruppe 1 .In Bezug auf die Ausdauerkraft ergibt sich für Gruppe 2 im Mittel bei der Flexion ein um 2,4 % geringeres und bei der Unterarm-Supination um 0,8 % höheres Defizit.

(s. Abb. 15)

4.3.4. Gemessene Bewegungseinschränkungen (Biodex 3 ©)

Die digitale Messung der Bewegungsausmaße mit dem Biodex 3 © Meßsystem, ausgedrückt in prozentualem Defizit zwischen dem jeweils betroffenen Armen und der gesunden Gegenseite , zeigte im Mittel für Gruppe 1 bei der Extension 2,1 %, bei der Flexion 2,6 % , bei der Pronation 6,3 % ,bei der Supination 12,9

%. Entsprechend wurden für Gruppe 2 bei der Extension 3,3 %, bei der Flexion 4,2 %, bei der Pronation 5,0 %, bei der Supination 11,7 % .

Somit ergibt sich zusammenfassend zwischen beiden Patientenkollektiven (Gruppe 1 und 2) eine Differenz von 1,2 % bezüglich der Extension und 1,6 % bezüglich der Flexion im Ellenbogengelenk jeweils zugunsten Gruppe 1 sowie von 1,3 % bezüglich der Pronation und 1,2 % bezüglich der Supination am Unterarm jeweils zugunsten Gruppe 2 , weiterhin eine Differenz von - 6 % bezogen auf das gesamte Bewegungsausmaß am Unterarm (Kombinierte Bewegungseinschränkung als Summe aus Pronation und Supination).

(s. Abb.15)

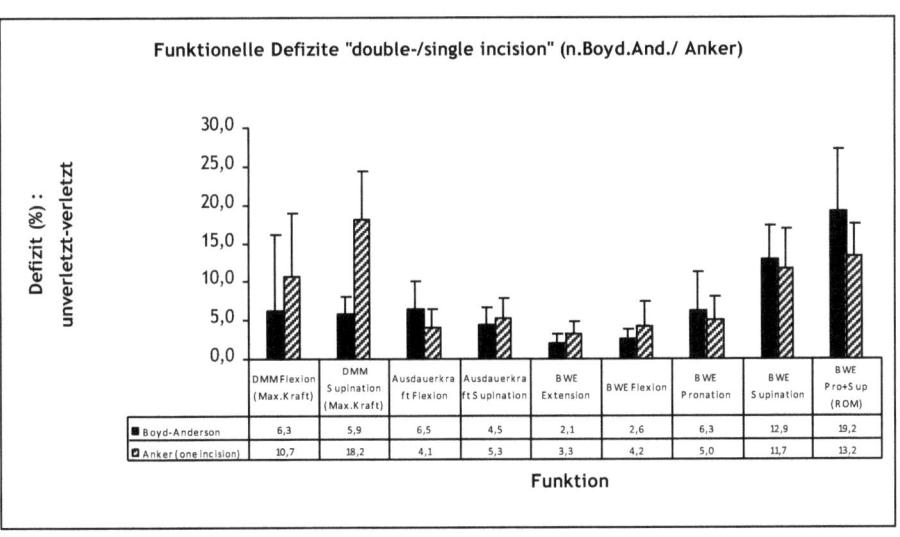

Abb.15 Funktionelle Defizite bezogen auf beide Operations-Techniken("double incision" (Gruppe 1) /"one-incision" (Gruppe2) - Technik)

4.4. Komplikationen

Als typische maßgebliche komplikative Folgen der operativen Refixation der traumatisierten distalen Bizepssehne werden neben Infektionen und Rerupturen Nervenläsionen und Exostosen mit konsekutiver Bewegungseinschränkung beschrieben. In der Summe sind bei allen operierten Patienten in 42 Fällen (50 %) Komplikationen unterschiedlicher Ausprägung aufgetreten, welche 10 operative Revisionen (Gruppe 1 n= 9 / 13 %; Gruppe 2 n=1 / 6,7%) zur Folge hatten. In fünf Fällen traten kombinierte Probleme aus Synostosenbildung und Nervenläsionen (n=3) sowie Reruptur und tiefer Infektion (n=2) auf, welche sich teilweise direkt bedingten. Operative Revisionen beschränkten sich ausschließlich auf Major – Komplikationen, welche persistierende, vornehmlich motorische Nervenläsionen, tiefe Infektionen, radio-ulnare Synostosenbildung mit kompletter Aufhebung der Unterarmumwendbewegungen sowie Rerupturen mit funktionellem Defizit beinhalteten.

Im Folgenden werden die genannten operativen Komplikationen entsprechend der Anzahl ihres Auftretens im untersuchten Patientenkollektiv beschrieben.

4.4.1 Nervenläsionen

Insgesamt traten bei n= 16 aller untersuchten Patienten (19,1 %) Verletzungen der peripheren Nervenbahnen auf: In Gruppe 1 (OP nach Boyd-Anderson) mit n=12 Operierten in 15,9 % der Fälle, davon waren n= 8 temporäre (11%) und n= 3 permanente sensible Defizite im Versorgungsgebiet des Ramus cutaneus (superficialis) des Nervus radialis. Einmal kam es zu einer permanenten Schädigung des motorischen Astes des N. radialis mit konsekutiver Fallhand-

Symptomatik infolge einer Fehlbohrung. Sekundär musste bei diesem Patienten eine Nerventransplantation im Sinne eines Interponates durchgeführt werden. Gruppe 2 zeichnete sich durch n= 4 (26 %) temporäre sensible Nervenläsionen in loco typico aus, welche im Rahmen der klinischen Untersuchung nicht mehr persistierten.

(s.Abb.16)

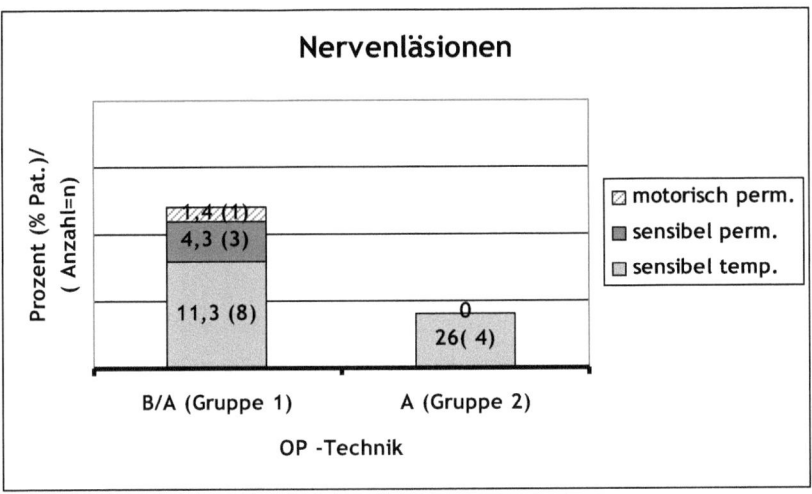

Abb.16   Verteilung der Nervenläsionen entsprechend OP-Technik

4.4.2 Exostosen und Synostosen

Insgesamt werden bei 17 (20,2 %) Patienten radiologisch Ossifikationen im Reinsertionsbereich der Tuberositas radii nachgewiesen, davon in Gruppe 1 n=14 (20 %) Patienten und in Gruppe 2 n=3 Patienten (20 %). Während in der zweiten Gruppe keine maßgeblichen funktionellen Einschränkungen auf die Exostosen zurückgeführt werden konnten, war in 5 Fällen der ersten Gruppe (7,2 %) eine operative Revision aufgrund erheblicher Funktionsminderungen wegen der Ossifikationen oder radio-ulnaren Synostosen notwendig. Ergänzend ist festzustellen, dass eine genaue Abgrenzung der Ausdehnung der Knochenneubildung intraoperativ meist nicht möglich ist.

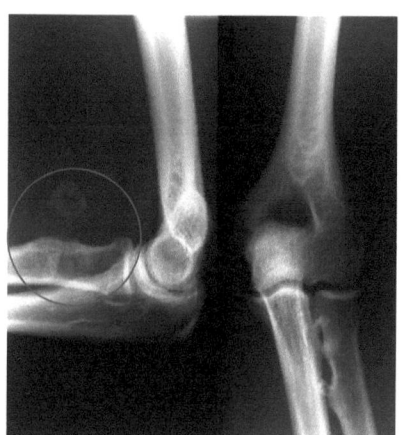
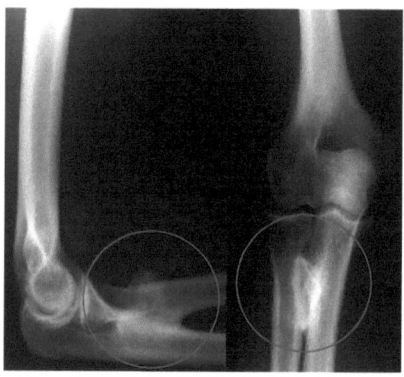

Abb .17 Heterotope Ossifikation (links) und radioulnare Synostose (rechts)

4.4.3 Infektionen

Als Infektionen wurden ausschließlich tiefe Prozesse unter Ausschluss von temporären Wundheilungsstörungen gewertet, wobei in der Mehrzahl eine frühere operative Intervention notwendig wurde.

Während in Gruppe 2 keine tiefen Infektionen festgestellt wurden, kam es in Gruppe 1, d.h. nach erfolgter "double-incision" - Technik, bei n = 4

Patienten (5,8 %) zu tieferen Wundinfektionen, welche in 3 Fällen Folgeeingriffe notwendig machten.

4.4.4. Rerupturen der refixierten distalen Bizepssehne

Die hier aufgeführten Rerupturen wurden von den Betroffenen subjektiv entweder gar nicht oder als schrittweiser Prozess wahrgenommen. Die betroffenen Patienten beklagten in diesem Falle typischerweise eine motorische Schwäche, Schmerzen oder wurde bereits wegen einer tiefen Infektion mit komplexem Beschwerdebild behandelt, die Reruptur selbst somit durch begleitende schwerwiegende Beschwerden überlagert. Insgesamt berichtete kein Patient über ein plötzliches, mit dem ursprünglichen Unfall vergleichbares, Ereignis, wie es für die Spontanruptur einer großen Sehne des Körpers als typisch beschrieben wird. Die radiologische Untersuchung stellt teilweise Befunde dar, welche von den Verletzten selbst nicht entsprechend subjektiv wahrgenommen wurde. So führten 3 Rezidiv-Rupturen der distalen Bizepssehne in Gruppe 1 (4,3 %) wie auch die 2 radiologisch nachgewiesenen sekundären Titananker – Dislokationen in Gruppe 2 (13,3 %) zu je einer operativen Revision (1,4 % /6,7 %) . Die Indikation zur operativen Korrektur ergab sich aus entweder einer erheblichen Schmerzsymptomatik oder einer funktionell-motorischen Schwäche.

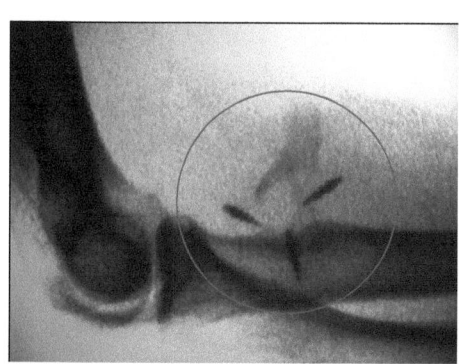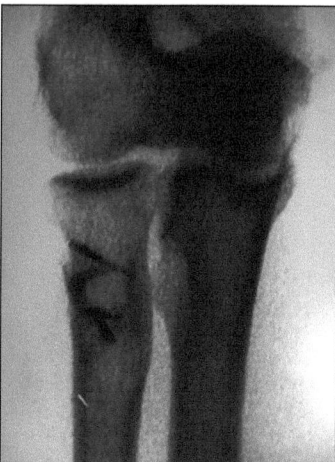

Abb.18 Dislokation von Titan-Fadenanken nach Refixation der distalen Bizepssehne an der Tuberositas radii

4.5. Score nach Murphy und nach Morrey (Mayo-Score)

Entsprechend der funktionellen Ergebnisse aus der klinischen Untersuchung sowie der angegebenen Beschwerden der Patienten konnten die Befunde mit den gewählten Scores vergleichend evaluiert werden:

Die Patienten der Gruppe 1 erreichten durchschnittlich einen Punktwert von 17,2 (14 - 20 Punkte) gegenüber durchschnittlich 17,4 (16-18 Punkte) der Gruppe 2 nach dem Murphy-Score und somit alle im Mittel sehr gute Ergebnisse. Vergleichbar mit diesen Zahlen erreichte Gruppe 1 nach Morrey 87,5 Punkte (60- 95 Punkte), Gruppe 2 92,5 Punkte (70-95 Punkte). Beide Ergebnisse werden von den Autoren als exzellent beurteilt, die Differenz ist statistisch nicht signifikant (p = 0,063). (Abb.19)

Auch die Einschätzung nach Rantanen von funktionellem Status und Beschwerden ergeben übertragend für beide Techniken im Mittel gute bis exzellente Werte: In Gruppe 1 zeigten 6 Patienten ein exzellentes und 9 Patienten ein gutes, in Gruppe 2 5 Patienten ein mäßiges, 38 ein gutes und 26 ein exzellentes Ergebnis. (Abb. 20)

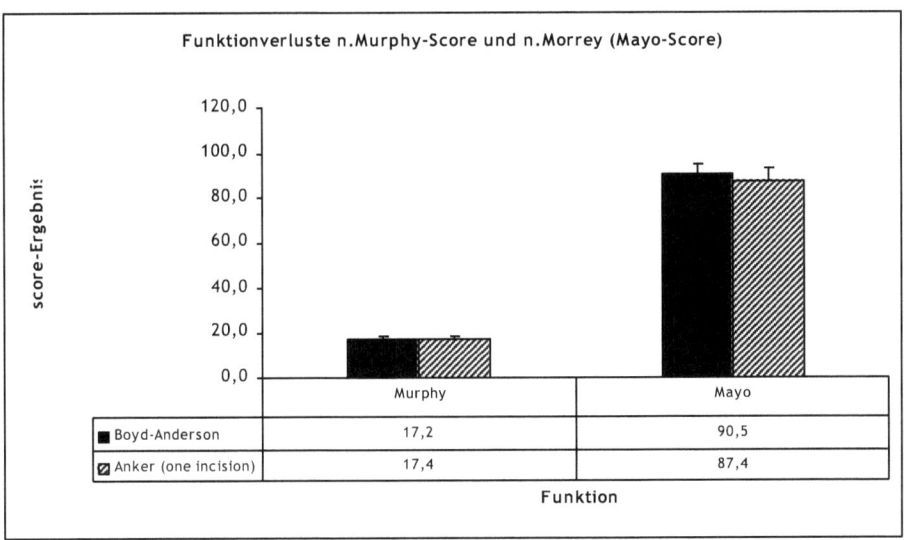

Abb.19 Funktionsverluste Score n. Murphy und Morrey (Mayo-Score)

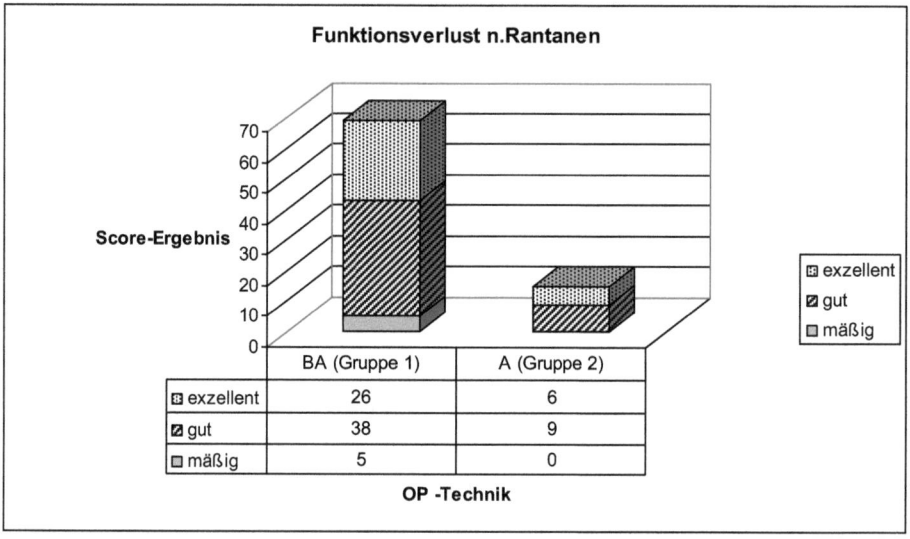

Abb.20 Funktionsverluste Score n. Rantanen

4.6. Vergleich der Kosten beider operativer Verfahren

Zur Einschätzung der individuellen Kosten der jeweiligen OP-Techniken werden die durchschnittliche Operationszeit und die Materialkosten zum Zeitpunkt der Untersuchung berücksichtigt: Bei der Operationstechnik nach Boyd-Anderson werden neben den üblichen, vernachlässigbaren Verbrauchsmaterialien mindestens 2 „FiberWire" -Fäden (Fa. Arthrex, Naples) zu einem Paar-Preis von ca.9,50 Euro benötigt, während bei der "single-incision"- Technik durchschnittlich 2,8 Titanankern (Mitek GII, Fa. Johnson + Johnson) zu einem Stückpreis von ca. 124 Euro verbraucht werden. Die Operationszeit (Zeit-Intervall zwischen Schnitt und Naht) beträgt für Gruppe 1 im Mittel 88 Minuten gegenüber 62 Minuten für Gruppe 2. Wird für eine benötigte OP-Minute ein Kostenaufwand von 10 Euro veranschlagt, so ergibt sich im Mittel für Gruppe 1 ein Gesamtkostenaufwand von 860,46 Euro und für Gruppe 2 von 946 Euro. Zur Vergleichbarkeit wird regulär ein Operationsteam bestehend aus zwei ärztlichen Operateuren mit identischem zusätzlichem OP-Team vorausgesetzt.

5.Diskussion

5.1. Relevanz der Evaluations-Scores

Zur Objektivierung und Vergleichbarkeit klinischer Untersuchungsergebnisse stehen verschiedene Evaluations-Scores im Bereich des Armes zur Verfügung: Während in wenigen englischsprachigen Publikationen [(Kobayashi et al., 2003) u.a.) der DASH-Score ("Disabilities of the Arm, Shoulder and Hand Instrument)(Germann et al., 1997)] Anwendung findet, erwies er sich als nur eingeschränkt geeignet für die vorliegende Untersuchung: Es handelt sich um einen mehrere Seiten umfassenden Untersuchungsscore, welcher die gesamte oberer Extremität beinhaltet und damit als zu unspezifisch angesehen werden muss. Als praktikabler erwiesen sich die folgenden beiden Scores nach Murphy (Murphy et al., 1987a) und der Mayo –Score (Morrey BF et al., 1993)(n. Morrey et.al): Beide ermöglichen die Evaluation der Ergebnisse in vergleichbaren Zahlenwerten. Der speziell auf die Verletzung der distalen Bizepssehnen-Ruptur ausgerichtete Score n. Rantanen & Orava (Rantanen, Orava, 1999e) stellt eine übersichtliche Einteilung in vier Stadien dar, die eine weitere Differenzierung in vergleichbaren Zahlenwerten jedoch nicht zulässt. Allerdings stellt sich außerhalb einer statistischen Evaluation diese rein klinische Unterteilung als relevant und sinnvoll dar. Bei der Erhebung von Untersuchungs-Scores muss grundsätzlich eine hohe Varianz der Ergebnisse in Folge der breiten Individualität von Patient und Untersucher angenommen werden. Somit relativiert sich die objektive Vergleichbarkeit auch unter Zuordnung von Zahlenwerten bei fraglicher Relevanz im klinischen Alltag.

Im Score n. Murphy ergab sich für beide angewandten operativen Techniken durchschnittlich sehr gute Ergebnisse (17,2 / 17,4 Punkte) bei einer deutlich größeren Varianz der Ergebnisse in der größeren Gruppe nach Boyd-Anderson operierter Patienten (14-20 / 16-18 Punkte).Die Ergebnisse ließen sich direkt auf den Mayo-Score übertragen und bestätigten hier die als exzellent bewerteten Zahlen mit 87,5 / 92,5 Punkte sowie vergleichbar konfigurierter Varianzbreite(60-95/ 70-95 Punkte). Die Einteilung nach Rantanen bestätigte für beide Gruppen durchschnittlich gute bis exzellente Ergebnisse, welche mit den Daten aus der Literatur weitestgehend übereinstimmen. Allerdings muss berücksichtigt werden, dass in keiner der vorliegenden Studien Ergebnisse in erreichten Zahlenwerten angegeben werden. (Rantanen, Orava, 1999d) Auch die Verteilung innerhalb der untersuchten Gruppen mit je 8,2 % / 6,0 % der Patienten mit unbefriedigenden bis schlechten Resultaten ist mit den publizierten Arbeiten vergleichbar. (Kelly et al., 2000e) (Loitz et al., 2002b).

Insgesamt lassen die angewandten Scores eine genauere Differenzierung der funktionellen Ergebnisse nicht zu, vielmehr wirken die Bewertungskriterien zu weit gefasst, als dass sich hieraus eine statistisch valide Vergleichbarkeit mit dem Ziel der Abgrenzung der hier untersuchten Operationstechniken ableiten lässt.

5.2. Funktionelles Ergebnis in Relation zur operativen Technik

5.2.1 Konservative Therapie und nichtanatomische Reinsertion

Im Rahmen einer Metaanalyse von Rantanen und Orava konnten 147 Fälle nach einer distalen Bizepssehnenruptur unter dem Aspekt der jeweilig erfolgten Therapie, nämlich einer anatomischen und nicht-anatomischen operativen Refixation gegenüber einer konservativen Nachbehandlung, verglichen werden: 90 % der Patienten mit einer anatomischen Rekonstruktion verzeichneten gegenüber 60 % mit einer nicht-anatomischen Rekonstruktion sehr gute und gute Ergebnisse nach durchschnittlich drei Jahren. Nur 14 % der konservativ therapierten Verletzten erreichten dieses Ziel (Rantanen, Orava, 1999c).

Carrol/Hamilton publizierten ein Studie über zehn Patienten mit einer distalen Bizepssehnenruptur, welche konservativ behandelt klinisch keine Differenz zwischen verletzter und unverletzter Extremität bezüglich der Maximalkraft bei freier Beweglichkeit zeigten und nach vier Wochen durchschnittlich wieder arbeitsfähig waren (Carrol RE, Hamilton LR, 1967). Nur wenige Autoren bestätigen diese Ergebnisse im Rahmen retrospektiver Untersuchungen (Morrey BF, 1993; Baker, Bierwagen, 1985). Auch wenn die konservativ behandelten Patienten eine Verbesserung von Schmerz und Funktion im Laufe der Regeneration angeben, so werden doch die Vorteile einer operativen Versorgung als überlegen in der Literatur bezeichnet. Die konservative Therapie sollte aus Sicht der genannten Autoren nur Patienten mit voll erhaltener Funktion sowie mit medizinischen Kontraindikationen vorbehalten bleiben (Ramsey, 1999b; Hovelius L, Josefsson G, 1977).

In dem hier untersuchten Kollektiv wurden alle Patienten im Sinne einer anatomischen Refixation der distalen Bizepssehne operativ versorgt. Insofern entfällt ein Vergleich zu den genannten Studien nach nicht-anatomischer Rekonstruktion und nicht-operativer Therapie nach distaler Bizepssehnenruptur. Allerdings bestätigen sich die Ergebnisse von Rantanen et al. bezüglich der anatomischen Refixationen (s.a. 5.1. Ergebnisse der Untersuchungs- Scores).

Während in der Literatur der Anzahl der operativen Zugänge keinen maßgeblichen Einfluss auf das funktionelle Ergebnis zugeschrieben wird, erscheint den Autoren der Mehrzahl publizierter Studien eine anatomische Refixation entscheidend für einen suffizienten Ausgang (Bernstein et al., 2001c) (Morrey et al., 1985b).

5.2.2 Ausdauer /Spitzenkraft

Morrey et al. stellten in einer vergleichenden isometrischen Untersuchung (n=9 Patienten) nach konservativer und operativer Therapie in der Doppel-Inzisionstechnik modifiziert nach Boyd-Anderson fest, dass die drei nicht operierten Extremitäten durchschnittlich 31 % der Beugekraft und 40 % der Supinationskraft gegenüber 6 % und 19 % bei der Vergleichsgruppe der Operierten verloren hatten und somit die konservative Therapie zu erheblichen funktionellen Defiziten führt (Morrey et al., 1985a). Bei einer anderen Patientengruppe von 21 Fällen nach gleicher OP-Technik wurde eine Bewegungseinschränkung der Unterarmumwendbewegung bei 19 % und der

Beugung im Ellenbogengelenk bei 5 % gesehen sowie isokinetisch 48 % eine Schwäche der Supination sowie 14 % der Flexion gemessen. Unter einer verminderten Ausdauerkraft bezüglich der Supination litten 38 % und 33 % bezüglich der Flexion im Ellenbogengelenk (Karunakar et al., 1999). Eine Langzeituntersuchung (durchschnittlich 6 Jahre, n=8 Patienten) nach vergleichbar durchgeführter Reinsertion ergab ein persistierendes Defizit der maximalen Supinationskraft bei 75 % und der möglichen repetitiven Arbeit bei 100% der Probanden (Davison et al., 1996a).

Im Rahmen isokinetischer Tests von n= 20 Patienten nach durchgeführter Fadenanker-Refixation der distalen Bizepssehne zeigte Balabaud ein durchschnittliches Defizit der Spitzenkraft von 5 % bei jedoch 7 % mehr Ausdauer am operierten Arm in der Flexion. Die Supination war ohne signifikantes Defizit bei 13 % verbesserter Ausdauer (Balabaud et al., 2004a). Während in einer vergleichbaren Untersuchung durch Lynch et al. die Spitzenkraft lediglich bei der Ellenbogen-Flexion mit durchschnittlich 107 % postoperativ erhöht war, zeigte diese bei der Supination eine Minderung um 10 %. Auch die Ausdauerkraft war in der Flexion um 2 % und in der Unterarm-Supination um 10 % verringert (Lynch et al., 1999).

Vergleichend zeigten El-Hawary et al., dass bei nach 6 Monaten deutlich höheren Werten in der Doppel-Zugangs-Technik nach Boyd-Anderson gegenüber der Ein-Zugangstechnik mit Fadenanker bezüglich der erreichten isokinetischen Maximal-Kraft gleiche Langzeitergebnisse nach einem Jahr erzielt werden. Eine vergleichbare Entwicklung lässt sich auch für die Supination im Seitenvergleich bei doch abschließend geringen, statistisch nicht signifikanten, Vorteilen für die Ein-Zugangs-Technik ableiten .Insgesamt wird aber unabhängig von der durchgeführten Operation ein langfristig verbliebenes Defizit bezüglich der Flexion im Ellenbogen um durchschnittlich 3 % und der Supination von 12 % der erzielten Spitzenkraft festgestellt (El-Hawary et al., 2003a).

Die Analyse des hier untersuchten ungleich größeren Kollektivs zeigt zusammenfassend eine um 4,4 % geringere Maximalkraft in der Flexion (10,7 % / 6,3 %) und um 12,3 % in der Supination (18,2 % / 5,9 %) für die Zwei-Zugangstechnik nach Boyd-Anderson gegenüber der Ein-Zugangstechnik mit Implantation von Fadenankern Eine signifikante Differenz bezüglich der Ausdauerkraft (0,8 % / - 2,4 %) ergibt sich in beiden Bewegungen nicht, wobei nach erfolgter Fadenanker-Technik eine leichte Zunahme der Ausdauerkraft zu verzeichnen ist (-2,4 % Defizit):

Die Werte der Differenz der erreichten Maximalkraft erlangen keine statistischen Signifikanz ($p < 0,05$). Vornehmlich die Ergebnisse der Gruppe 1 unterliegen einem großen Intervall, insbesondere durch die in Folge der drei in dieser Gruppe aufgetretenen Major-Komplikationen, welche alle mit erheblichen Kraft-Minderungen und funktionellen Defiziten einhergehen. Werden diese drei Patienten nicht berücksichtigt, ergibt sich eine deutlichere Homogenität der Ergebnisse aus Gruppe 1, ohne jedoch mit 7, 6 % und 8,3 % Defizit bezüglich Flexion und Supination die Ergebnisse der Vergleichsgruppe zu erreichen.

Die angeführten tendenziell besseren Ergebnisse bezüglich der Maximal- und Ausdauerkraft nach Fadenanker-Refixation finden sich in der Literatur nicht.

5.2.3 Beschleunigung und Verzögerung

Die Beschleunigung als Parameter für die initiale neuro-muskuläre Leistungsfähigkeit ergibt bezüglich der Flexion eine Differenz von 29,2 % zwischen beiden untersuchten Operationstechniken mit einem Defizit von 10 % für die in der Zwei-Zugangstechnik gegenüber 39,2 % mit der Fadenanker - Technik operierten Gruppe.

Die Verzögerung zeigt in der Flexion für die Zwei-Zugangstechnik ein deutliches Defizit von 38 % gegenüber einer Verbesserung in der Vergleichsgruppe um 13,1 % entsprechend der Werte für die Extension mit 60,1 % Defizit gegenüber 54 % .Statistische Signifikanz ergab sich auf Grund der großen Datenvarianz nicht.

5.2.4 Einschränkung des Bewegungsausmaßes

5.2.4.1 Messung des Bewegungsausmaßes

Durch den Einsatz des Goniometers wird eine Objektivierbarkeit ermöglicht. Die Messung des Bewegungsausmaßes der betroffenen Extremitäten erfolgte durch eine klinische Untersuchung mit einem Winkelmesser durch den identischen Untersucher sowie mit dem Biodex 3 $^{©}$-System. Somit ist eine Kontrollinstanz integriert, welche eine Prüfung der gemessenen Daten abschließend ermöglicht. Vergleichbare Studien beschrieben den Einsatz eines Goniometers zur Messung von Bewegungseinschränkungen sowie isokinetische Tests zur Evaluation von Kraftdefiziten mit einem Biodex $^{©}$- oder Cybex$^{©}$ - System, welche eine bessere Vergleichbarkeit bei genaueren Messwerten beim Einsatz des computergestützten Verfahrens bestätigten *(Davison et al., 1996b)*.

5.2.4.2 Bewegungseinschränkungen nach erfolgter „Single incision"- Technik mit Fadenankern

In der Übersicht erweisen sich Ergebnisse der klinischen Untersuchung der Bewegungsausmaße als durchgängig höher als die der Messung mit dem Biodex© 3 –System. Die Messung unter Anlegen eines Winkelmessers muss daher als orientierende klinische Schätzung angesehen werden, welche erheblich von der Erfahrung des Untersuchers selbst abhängig und somit individuellen Abweichungen unterlegen ist. Die Tendenz der gemessenen Werte sind jedoch in allen Bewegungsrichtungen identisch, zur Objektivierbarkeit werden die durch das Biodex© 3 –System digital errechneten Werte herangezogen: Die größte Einschränkung des Bewegungsausmaßes zeigt sich mit 11,7 ° bei der Supination, während Pronation und Flexion mit 5 °und 4,2° Defizit vergleichbar bleiben. Für die Extension im Ellenbogengelenk werden die geringsten Defizite mit 3,3 ° gemessen. Das mittlere Defizit kombinierter Einschränkungen von Pro- und Supination beträgt hier 13,2 °.

Die Ergebnisse bestätigen die Tendenz anderer publizierter Arbeiten: El-Hawary et al. beschrieben 12 Monate nach erfolgter operativer Refixation ebenfalls das höchste Maß der Bewegungseinschränkung bei der Supination mit allerdings durchschnittlich 28° gegenüber jeweils 8 ° bezüglich der Pronation und der Extension sowie 7° bezüglich der Flexion (El-Hawary et al., 2003b). Brunner et.al beschrieben bei acht in gleicher Technik operierten Patienten eine maximale Einschränkung der Flexion von 15°, der Supination und Pronation von jeweils 10 ° sowie der Extension von 5 °(Brunner et al., 1999). Die hier angewandte Messtechnik wird nicht beschrieben, so dass von einer klinischen

Messung (Winkelmesser) mit entsprechend angenäherten Werten ausgegangen werden muss. (s.o.)

Vornehmlich sind die Supination und die Pronation gefolgt durch die Flexion von maßgeblichen Defiziten im Bewegungsausmaß betroffen. Diese Einschränkungen lassen sich nur eingeschränkt durch die anatomisch bedingten Hauptfunktions-Richtungen des Musculus bizeps brachii am menschlichen Ellenbogengelenk erklären.

5.2.4.3. Bewegungseinschränkungen nach erfolgter „double- incision" - Technik

Zur Objektivierbarkeit (s. 5.2.5.2.) werden ebenfalls die durch das Biodex© 3 - System errechneten Werte herangezogen. Die Tendenz der gemessenen Werte zeigt sich auch in diesem Kollektiv in allen Bewegungsrichtungen als vergleichbar : Die größte Einschränkung des Bewegungsausmaßes ergibt sich mit 12,9 ° für die Supination, gefolgt von der Pronation mit 6,3 °, während Extension und Flexion mit 2,1 °und 2,6° Defizit vergleichbar bleiben. Die durchschnittliche Bewegungseinschränkung in der Kombination der Unterarmumwendbewegungen beträgt bei dieser Technik 19,2 °.

El-Hawary et al. gaben in der bereits zitierten Untersuchung nach erfolgter operativer Refixation modifiziert nach Boyd-Anderson auch das höchste Maß der Bewegungseinschränkung bei der Supination mit durchschnittlich 21° gegenüber jeweils 9 ° bezüglich der Flexion und der Pronation sowie 7° bezüglich der Extension an (El-Hawary et al., 2003c). Diesen Ergebnissen entgegengesetzt beschreiben Agins et al. in einer Studie nach erfolgter Refixation der distalen Bizepssehne in der Doppel-Zugangstechnik nach Boyd –Anderson in 14 Fällen, dass alle Patienten abschließend das volle Bewegungsausmaß bezüglich der Beugung im Ellenbogengelenk sowie der Unterarmumwendbewegungen haben (Agins et al., 1988a).

Hervorzuheben ist abschließend die Verteilung der Beweglichkeitsdefizite: Während die stärksten Einschränkungen des Bewegungsausmaßes in beiden Vergleichskollektiven bei der Supination mit ähnlicher Ausprägung auftreten, ist nicht die Flexion im Ellenbogengelenk, sondern die Pronation des Unterarmes bei beiden Techniken mit der zweitausgeprägtesten Bewegungseinschränkung gefolgt von der Flexion behaftet. Hieraus ergibt sich die Erkenntnis, dass die Unterarmumwendbewegungen mehr als die Ellenbogengelenkbewegungen von den Folgen einer operativen anatomischen Refixation der distalen Bizepssehne unabhängig von der angewandten Technik beeinträchtigt werden. Begründet werden kann diese Tatsache durch die anatomisch bedingte, erhebliche lokale mechanische Irritation im Rahmen der operativen Reinsertion zwischen proximalem Radius und Ulna, während in der Ellenbeuge lediglich eine Weichteilnarbe entsteht, die in der Regel das Bewegungsausmaß nur geringfügig beeinträchtigt.

Eine maßgebliche Differenz zwischen den beiden hier untersuchten Techniken ergibt sich signifikant nur im Vergleich der kombiniert verbliebenen Bewegungseinschränkungen bezüglich Pro- und Supination: Die Ein-Zugangstechnik mit Implantation von Fadenankern hat diesbezüglich eine geringere mittlere Bewegungseinschränkung von 13,2 ° gegenüber 19,2° der Vergleichsgruppe zur Folge. Entsprechende Vergleichszahlen zu kombinierten Defiziten der Unterarmumwendbewegungen werden in den vorliegenden

Publikationen nicht genannt, die Relationen der Ergebnisse der einzelnen Bewegungsrichtungen zueinander entsprechen denen dieser Arbeit. El Hawary et al. sehen in der einzig vorliegenden vergleichenden Untersuchung mit angegebenen Messwerten keinen maßgeblichen Nachteil bezüglich Bewegungseinschränkungen für eine der beiden angewandten Techniken (El-Hawary et al., 2003d).

Zusammenfassend ist zudem festzustellen, dass Einschränkungen der Unterarmumwendbewegungen, welche insgesamt bei 26 Patienten (30,9%) auftraten, nativradiologisch zu 73 % mit Exostosen bzw. radioulnaren Synostosen einhergingen. Als alleinige Ursache von Bewegungseinschränkungen sind Ossifikationen somit nicht nachzuweisen.

5.3. Relation der Dominanz zum funktionellen Ergebnis

Leighton et al. publizierte retrospektiv ein Kollektiv von neun Patienten nach durchschnittlich 30 Monate zuvor erfolgter Boyd-Anderson –Operation bezüglich der Dominanz der betroffenen Extremität differenziert. Bei den drei Untersuchten mit betroffenen dominanten Armen war die Supinations- und Flexionskraft wie auch die Kraftausdauer abschließend ohne Defizit während die sechs Patienten mit betroffenen nicht-dominanten Armen einen durchschnittlich 14 prozentigen Verlust für Supination und Flexion verzeichneten (Leighton et al., 1995) .Interpretiert wurde dieses Phänomen bei doch erwartetem seitengleich hohem Kraft-Defizit unabhängig der Dominanz als Folge des vom Verletzten im Rahmen der Rehabilitation übermäßig fokussierten und trainierten Hauptlastarmes, welcher bereits vor der stattgehabten Verletzung vornehmlich beansprucht wurde. Lynch et al. nahmen für die Flexion und die Supination eine um 10 % höhere Kraftentwicklung für die operierten dominanten Arme wahr ohne eine Signifikanz ableiten zu können. Die n=7 Patienten waren ausnahmslos mit der Fadenankertechnik und isoliertem ventralen Zugang versorgt worden (Lynch et al., 1999). Balabaud et al. zeigten in bei 20 identisch therapierten Patienten, dass im isokinetischen Test zwar höhere Werte von Maximal- und Ausdauerkraft bezüglich der Flexion im Ellenbogengelenk von dominanten Armen gegenüber nicht-dominanten Armen angegeben wurden, jedoch keine statistisch signifikante Differenz bei der konzentrischen Supination (Balabaud et al., 2004b).

Eine Studie von Agins et al. ergab, dass bei 14 in der Boyd-Anderson Technik operierten Verletzten im isokinetischen Test (Cybex © Medway, Mass.) die Maximal- sowie Ausdauerkraft von operierten dominanten Extremitäten entsprechend der unverletzten Gegenseite entwickelt war, während operierte nicht-dominante Extremitäten nur 64 % der Maximal- und 50 % der Ausdauerkraft der Gegenseite erreichten (Agins et al., 1988b).

Dieses Bild lässt sich in dem hier untersuchten Kollektiv nicht reproduzieren: Kommt es insgesamt zu einem Defizit der Maximalkraft in der Flexion des Ellenbogens von 8,5 % sowie in der Supination des Unterarmes von 14 %, so betragen diese Werte für die dominanten Arme 7,8 % und 13,2 % ,für die nicht-dominanten Arme 8,8 % und 14,2 %. Eine signifikante Differenz zwischen beiden Gruppen kann bezüglich Spitzenkraft bei Flexion und Supination nicht nachgewiesen werden. Die Messung der Ausdauerkraft ergibt für beide Bewegungen gleiche Verhältnisse ohne signifikante Differenz entsprechend der

Spitzenkraft, so dass auch diesbezüglich kein reproduzierbarer Effekt abgeleitet werden kann. Insgesamt zeigen sich doch so große interindividuelle Varianzen insbesondere bezüglich der Kraft und Definition einer dominanten Extremität, dass in einem Fall sogar der vom Patienten als nicht-dominant bezeichnete ,jedoch verletzt und rekonstruierte Arm, größere Kräfte in beiden Messungen entwickelte. Diese Bewertung wird durch Studien von Agins et al. und Klonz et al geteilt (Agins et al., 1988c; Klonz et al., 2003a).

5.4. Einfluss der postoperativen Nachbehandlung auf das Ergebnis

Die Nachbehandlung im Anschluss an die operative Refixation der distalen Bizepssehne erscheint als ein wichtiger prognostischer Faktor, differiert aber dennoch nur gering. Entsprechend gering ist der Umfang der Diskussion in der Literatur. Das im hiesigen Patientenklientel angewandte Therapieschema mit einer anfänglichen Ruhigstellung mit einer Castschiene in 90° Flexionsstellung und schrittweiser assistiver Beübung unter krankengymnastischer Anleitung mit initial nur geführten Bewegungen in Extension und Flexion aus der Schiene heraus entspricht weitestgehend den erwähnten Angaben der meisten vergleichend untersuchten Arbeiten. Zusammenfassend beinhalten alle eine initiale Aufhebung aktiver Beugung und Supination in einer Orthese oder einer Castschiene und somit der Hauptfunktion des Musculus bizeps brachii im Ellenbogen. Die Vollbelastung darf in allen Fällen nicht vor der 12. – 16. postoperativen Woche erfolgen. Bell et al. definieren ein vergleichbares Therapieschema mit dreiwöchiger Ruhigstellung, anschließend wöchentlich um 5° gesteigerter aktiver Streckung und nach acht Wochen eingeleiteter Beübung gegen ansteigenden Widerstand bezüglich Flexion und Extension. Nach frühestens 4 - 5 Monaten postoperativ werden Freizeitaktivitäten und Sport unlimitiert empfohlen (Bell et al., 2000a). Gay empfiehlt eine komplette dreiwöchige Ruhigstellung (Gay , 1984), während Magin und Holz eine vierwöchige Fixation des Armes in 90° Beugung und maximaler Supination präferieren (Magin M, Holz F, 1996) Bernstein et al. sehen eine Ruhigstellung länger als sechs Wochen nach erfolgter Operation als entscheidende Ursache für Bewegungseinschränkungen an (Bernstein et al., 2001d).

Peter et. al. initiieren eine frühfunktionelle Methode in Anlehnung an Kleinert, wie sie bei Beugesehnenverletzungen der Hand bereits Standard ist (Peter et al., 1999; Kleinert HE, 1973). Dabei kommt eine Oberarmorthese mit einem Scharniergelenk zum Einsatz, nachdem der Arm für zwei Wochen in 90° Beugung ruhig gestellt war. Im Anschluss beginnt der Patient mit aktiver Streckung sowie Beugung ab der 3.Woche mit einem Bewegungsausmaß von 0/60/120° und ab der 5. Woche mit 0/40/120°. Funktionelle Ergebnisse werden nicht angegeben, jedoch wird hier im Vergleich zu den bekannten konventionellen Schemata eine deutlich frühere aktive Beübung des operierten Armes zugelassen.

Die Gesamtdauer der Rehabilitation variiert in retrospektiven Studien von 1 bis 26 Wochen postoperativ (Bell et al., 2000b) mit einem Mittelwert von 16,5 Wochen. In den Publikationen wird in der Mehrzahl die Länge der Rehabilitation angegeben, jedoch keine Aussage zur Dauer der Arbeitsunfähigkeit gemacht. Beide Phasen können sich im deutschen Gesundheitssystem überschneiden. Insofern sind diesbezügliche Aussagen nur eingeschränkt zu vergleichen.Bei einem Zeitintervall von insgesamt 3-434 Tagen (0,5-62 Wochen)

Arbeitsunfähigkeit liegt der Mittelwert der Dauer des hier untersuchten Gesamt-Kollektives bei 59,9 Tagen (8,5 Wochen): 96,5 Tage in der Gruppe der Doppel-Inzisionen nach Boyd-Anderson gegenüber 23,4 Tage der Gruppe nach isoliertem ventralen Zugang und Fadenanker-Fixation. Hier zeigt sich ein deutlicher Vorteil für die zweite Gruppe, allerdings vornehmlich bedingt durch Major-Komplikationen in Gruppe 1 (tiefe Infektion, persistierende Nervenläsion mit motorischer Parese des Nervus Radialis und entsprechend zweizeitiger Nervenrekonstruktion durch Interponat). Werden die Patienten mit den angeführten Major-Komplikationen aus Gruppe 1 nicht berücksichtigt, so vermindert sich die Dauer der Arbeitsunfähigkeit in diesem Patienten-Kollektiv auf 52,8 Tage, der Mittelwert beider Gruppen somit auf 38,1 Tage.

5.5. Partialrupturen

Partialrupturen werden sehr selten angegeben, circa 20 Fälle werden laut einer Metaanalyse durch Vardakas et al. in der Literatur wiedergegeben (Vardakas et al., 2001a). Die Ursache für diese Tatsache bleibt unklar, laut desselben Autors profitieren 7 Patienten einer durch ihn selbst durchgeführten retrospektiven Studie nicht von der initialen konservativen Behandlung und mussten operativ revidiert werden. Alle Patienten erlangten die gleiche funktionelle Leistungsfähigkeit wie vor der Verletzung. Diese Ergebnisse werden durch eine Publikation bestätigt, in welcher ebenfalls sieben Verletzte mit einer Partialruptur der distalen Bizepssehne sekundär operativ revidiert und refixiert wurden, wobei allerdings in zwei Fällen eine temporäre sensible Nervenläsion zu verzeichnen war (Dellaero, Mallon, 2006). Zusammenfassend wird von beiden Autoren bei funktionellem Defizit die operative Reinsertion als effektivere Methode empfohlen.

Partialrupturen erscheinen in dem hier untersuchten Kollektiv der Patienten aus dem BG Unfallkrankenhaus nicht, jedoch muss dabei immer auf die subjektive Deskription durch den jeweiligen Operateur und präoperativ durch den beurteilenden Radiologen verwiesen werden. Aufgrund der weiterhin nur relativen Beurteilbarkeit von Kernspintomografien bezüglich des Ausmaßes von Sehnenverletzung kann in der größeren Anzahl der Untersuchungen eine definitive Aussage bezüglich der Vollständigkeit einer Ruptur keine Aussage getroffen werden. Erfahrungsgemäß stellt sich intraoperativ häufig eine kernspintomografisch diagnostizierte Partialruptur lediglich als verbliebener Synovialschlauch oder als Läsion des Lacertus fibrosus dar. Genaue Zahlen bezüglich falsch-negativer oder falsch-postiver Befunde konnten hier nicht erhoben werden.

5.6. Kollektivgrößen

Im Rahmen dieser Arbeit konnten 84 Patienten nach anatomisch versorgter distaler Bizepssehnenruptur aus dem BG Unfallkrankenhaus Hamburg untersucht werden. Nach den zwei unterschiedlich angewandten Operationstechniken erfolgte eine Unterteilung in zwei Gruppen (Gruppe 1 n= 69 Patienten, Gruppe 2 n= 15 Patienten). Bei erheblicher Differenz der Größe der einzelnen Untergruppen findet sich ein vergleichbar großes Kollektiv in der Literatur außerhalb von Metaanalysen nicht. Die höchsten Vergleichszahlen finden sich bei Kelly et al. (Kelly et al., 2000d) mit einem Kollektiv von 74 Patienten, davon 41 Früh- und 33 Spätrekonstruktionen und Dobbie et al.

(Dobbie RP, 1941) berichten 29 über, Bell et al. über 26 (Bell et al., 2000c) Patienten, operiert nach Boyd-Anderson sowie Norman über 15 Fällen, welche teilweise konservativ therapiert wurden (Norman WH, 1985). Über die größte Patientenzahl mit n =25 operiert mit Fadenankern und ventralem Zugang berichtet Ensslin et al. (Ensslin, Bauer, 2004a).

Einen direkten Vergleich der Ergebnisse beider hier untersuchten Operationstechniken führten auch El-Hawary et al. (El-Hawary et al., 2003e) über vier Jahre bei 19 Patienten durch. Er beschreibt zwei Untergruppen von n = 10, operiert nach Boyd-Anderson, und n= 9, operiert mit Fadenankern mit isoliertem ventralen Zugang, unter Berücksichtigung von Funktion und Kraftentwicklung.

5.7. Zeitpunkt der operativen Therapie nach erlittenem Trauma (operatives Intervall)

Der Zeitpunkt der operativen Refixierung gilt als maßgeblicher prognostischer Faktor für das funktionelle Ergebnis wie auch für mögliche Komplikationen wie insbesondere Rerupturen. Die frühe, reguläre Versorgung erfolgt innerhalb der ersten zehn Tage. Ergänzend berichten Rantanen et al. in einer retrospektiven Studie über neun von zehn Patienten, welche trotz verspäteter Refixation mit beiden bekannten Techniken (Intervall: drei Wochen bis fünf Monate) ein gutes bis sehr gutes Resultat unabhängig von der angewandten Operationstechnik erreichten (Doppel-/ Einfachinzision) (Rantanen, Orava, 1999b).

Das Operationsintervall beträgt bei den hier untersuchten Patienten durchschnittlich 18,9 Tage (± 14,5 Tage), in der Gruppe 1 9,3 Tage (1-44 Tage) und in der Gruppe 2 28,6 Tage(3-148Tage). Allerdings handelte es sich hier um lediglich einen spät versorgten bei im Übrigen früh operierten Patienten. Zur Erhebung erscheint bei den Spät-Versorgungen wesentlich nicht die absolute Zeitdauer nach erlittener Sehnen-Ruptur, wenn die Primärheilung bereits abgeschlossen ist, sondern vielmehr die Anzahl der Patienten, welche sich einer verzögerten operativen Therapie unterzogen haben (Rantanen, Orava, 1999a). Die vorliegenden Ergebnisse entsprechen mit einer Ausnahme den Kriterien für eine durchschnittlich frühe operative Versorgung der stattgehabten Ruptur der distalen Bizepssehne.

5.8. Komplikationen

Kelly et al. stellten im Rahmen einer Untersuchung nach in Doppel-Inzisions-Technik durchgeführter Reinsertion der distalen Bizepssehne in 78 Fällen fest, dass spätestens nach 50 Tagen alle Komplikationen in Erscheinung getreten waren: Nervenläsionen (25 % aller Komplikationen) traten spätestens nach 10 Tagen, Infektionen (13 % aller Komplikationen) spätestens nach 20 Tagen , Rerupturen nach spätestens 30 Tagen, Ossifikationen und Bewegungseinschränkungen nach spätestens 40 sowie persistierender Ellenbogenschmerz bis zum 50. Tag nach Versorgung auf (Kelly et al., 2000c).

5.8.1. Heterotope Ossifikationen /Synostosen

Als maßgebliche Ursachen für heterotope Ossifikationen im Rahmen der operativen Refixation der distalen Bizepssehne werden eine Läsion des

Ligamentum interosseum mit begleitendem Hämatom und Ausschüttung von lokalen inflammatorischen Mediatoren wie auch die mechanische Verletzung des Periostes der Ulna durch die intraoperative Präparation gewertet. Zur Vermeidung dieser Avulsionsverletzung wurde die "modified Extensor incision technique" im Kocherschen Intervall durch Morrey et al. definiert (Morrey, 1994). Durch die Anwendung eines isolierten ventralen Zuganges mit erheblich reduzierter Gewebe-Präparation unter Anwendung eines Faden-Ankers ist eine geringere Traumatisierung mit entsprechend geringerer Rate von Ossifikationen zu erwarten. Morrison et al. bemerken dazu, dass die der Zwei-Inzisions-Technik nach Boyd-Anderson zugeschriebene radio-ulnare Synostose durch Implantation von Fadenankern mittels einem ventralen Zugang hätte reduziert werden können, jedoch auch bei dieser Technik auftreten würde (Morrison KD, Hunt TR, 2002).

Im Rahmen einer retrospektiven Studie von Bain et al. nach Reinsertion der distalen Bizepssehne mit einem Endobutton unter Nutzung eines isolierten beugeseitigen Zuganges wurden keine Synostosen wie auch keine Nerven-Gefäßläsionen nachgewiesen (Bain et al., 2000). Identische Ergebnisse nach Operation in gleicher Technik unter Implantation von Faden-Ankern wurden auch von Lynch et al. und von Klonz et al. retrospektiv publiziert (Lynch et al., 1999; Klonz et al., 2003).

Loitz et al. wie auch Lynch et al. berichten über das relativ häufige Auftreten von funktionell nicht relevanten Ossifikationen bei 3 von 7 Patienten (43 %) bzw. 3 von 6 Patienten (50 %), welche mit einem operativ limitierten beugeseitigen Zugang behandelt wurden (Loitz et al., 2002c; Lynch et al., 1999)

In einer Arbeit von Catonne et al. wird das Auftreten einer Synostose zwischen Radius und Ulna bei 1 von insgesamt 39 (2,5 %) in der Zwei-Inzisions-Technik operierten Patienten angegeben (Catonne et al., 1995).

Ergänzend wird in der Literatur zur Prophylaxe von Ossifikationen eine sechswöchige postoperative Therapie mit einer Kombination von Indometacin und Misoprostol propagiert. Im Rahmen einer vergleichenden Arbeit zwischen den auch in dieser Studie untersuchten Operationstechniken ergaben sich bei je 10 % der Gruppen heterotope Ossifikationen (El-Hawary et al., 2003f). Angaben über das Ausmaß der Ossifikationen und ob alle Patienten einer radiologischen Diagnostik unterzogen wurden, finden sich nicht.

Insgesamt wurden in der vorliegenden Studie nativradiologisch in je 20 % der Fälle heterotope Ossifikationen unterschiedlichen Ausmaßes nachgewiesen, welche bei 7,2 % der Gruppe der in der Doppel-Inzisionstechnik nach Boyd-Anderson behandelten Patienten einen Revisionseingriff notwendig machte. Diese Werte entsprechen der Größenordnung der Ergebnisse oben genannter Arbeiten. Eine medikamentöse Therapie zur Prophylaxe von heterotopen Ossifikationen wurde nicht durchgeführt, sollte jedoch wie auch in der rekonstruktiven Gelenkchirurgie weiter diskutiert werden, während die beschriebenen Resultate keinen sicheren Hinweis auf einen möglichen Vorteil durch eine entsprechende Begleittherapie erkennen lassen.

Zusammengefasst zeigt sich ein inhomogenes Bild bezüglich des Auftretens heterotoper Ossifikationen: In den angeführten Publikationen werden entweder die Begriffe einer radio-ulnaren Synostose oder heterotoper Ossifikation benutzt, ohne dass eine weitere Differenzierung stattfindet. Weiterhin muss hinterfragt werden, in welcher Form der Nachweis von Ossifikationen erfolgt ist: Es wird in keiner der genannten Studien beschrieben, bei welchen Patienten eine Röntgendiagnostik durchgeführt wurde, d.h. ob lediglich bei funktionell eingeschränkten Patienten oder bei allen Untersuchten. Entsprechend scheint ein Vergleich dieser Arbeit mit der publizierten Literatur nicht möglich, da hier alle Patienten untersucht wurden, unabhängig von funktionellen Defiziten. Weiterhin sind alle radiologische evidenten Ossifikationen als solche verzeichnet. Somit ist von einer höheren Rate auszugehen.

5.8.2 Nervenläsionen und Infektionen

19,1 % aller untersuchten Patienten erlitten eine Verletzung der peripheren Nervenbahn im Rahmen der operativen Therapie: Die Verteilung der aufgetretenen Nervenläsionen ergibt mit 15,9 % in Gruppe 1 (OP nach Boyd-Anderson) eine geringere Rate gegenüber Gruppe 2 (Fadenanker mit ventralem Zugang) mit 26 %. Allerdings waren letztere ausnahmslos sensible Defizite und nur temporär nachgewiesen worden. In Gruppe 1 dagegen persistierten bei 4 Patienten (5 % der Fälle) sensible Defizite und in einem Fall eine motorische Parese des Nervus radialis, welche einer zweizeitigen Revision mit Einbringen eines Interponates bedurfte. Zusammenfassend ergibt sich somit für Gruppe 2 das Bild vermehrter neurologischer Läsionen bei jedoch deutlich geringerer Schwere der Ausprägung und Persistenz der Defizite gegenüber Gruppe 1.

Tiefe Wundinfektionen beschränkten sich auf die mit der Doppel-Inzisionstechnik versorgten Patienten mit 5,8 %, während bei der Vergleichsgruppe mit Fadenankern und ventralem Zugang keine tiefen Infektionen auftraten.

Kelly et al. berichten über permanente sensible Nervenläsionen von Nervus cutaneus antebrachii lateralis und Radialis superficialis in 7 % sowie temporäre Nervenläsionen in 2 % der Fälle bei 5 % Wundinfektionen nach durchgeführter modifizierter Boyd-Anderson Operation bei n = 74 Patienten (Kelly et al., 2000b) El-Hawary gibt diesbezüglich 10 % temporäre Sensibilitätsdefizite an (El-Hawary et al., 2003g). Ensslin et al. beschreiben nach Refixation mit Fadenanker und ventralem Zugang in 25 % temporäre und 8,3 % persistierende Sensibilitätsstörungen (Ensslin, Bauer, 2004b), El-Hawary bestätigt für diese Technik 30 % sensible Nervenläsionen und eine Beugekontraktur ohne das Auftreten von Infektionen (El-Hawary et al., 2003h). Klonz et al. geben in 15 % temporäre Nervenschäden an (Klonz et al., 2003b).

Zusammenfassend bestätigt sich in der Literatur das tendenzielle Bild von häufigeren, jedoch deutlich geringer ausgeprägten Nervenläsionen bei der Fadenanker-Technik mit isoliertem ventralen Zugang gegenüber der modifizierten Boyd-Anderson Technik.

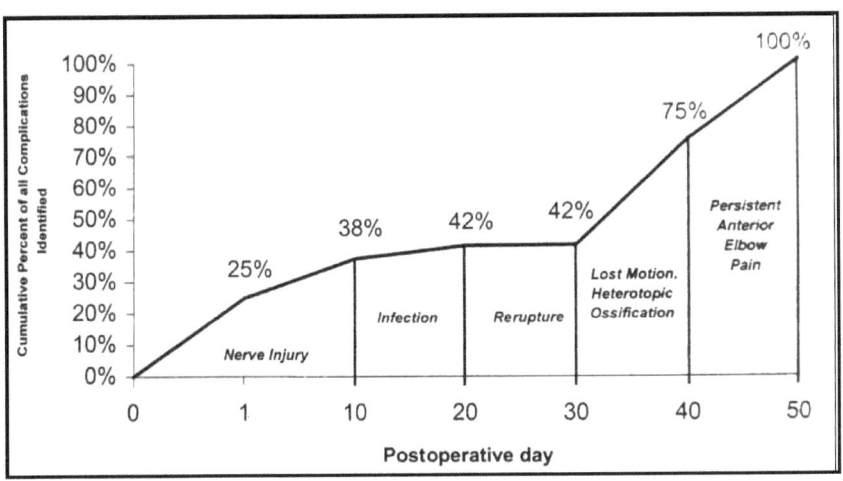

Abb. 21 Komplikationen und der Zeitpunkt ihres Auftretens nach operativer Refixation in der modifizierten Technik nach Boyd-Anderson (Doppel-Inzisions-Technik) aus : (Kelly et al., 2000a)

5.8.3. Rerupturen der distalen Bizepssehne nach operativer Refixation

Die nach in Doppel-Inzisions-Technik durchgeführter Refixation dreimalig aufgetretenen Rerupturen decken sich mit 4,3 % mit den diesbezüglich publizierten Zahlen, soweit berücksichtigt wird, dass lediglich eine operative Revision aus diesem Grund notwendig wurde: Kelly et al. berichten über eine Reruptur unter n=74 untersuchten Patienten (Kelly et al., 2000g), Cheung et al. über eine traumatisch bedingte Reruptur unter n=13 Patienten (Cheung et al., 2005).

Nach durchgeführter Refixation mit einem oder mehreren Titan-Ankern über einen isolierten ventralen Zugang (Gruppe 2) traten mit zwei Fällen (13,3 %) radiologisch nachgewiesen Ankerdislokationen auf. Vergleichbare Studien geben Rerupturen der distalen Bizepssehne von 4,2 % bei n= 24 Patienten (Ensslin, Bauer, 2004c) an . Operationspflichtige sekundäre Dislokations-Raten ergeben sich entsprechend weiterer Publikationen in 6,7 %.(McKee et al., 2005) bis zu 0 % (Klonz et al., 2003c) der behandelten Fälle. Berücksichtigt man bei den Ergebnissen dieser Untersuchung, dass nur in einem Fall eine operative Revision notwendig wurde, so muss eine Häufigkeit von 6,7 % festgestellt werden. Im Vergleich mit den publizierten Arbeiten erscheint diese Zahl deutlich erhöht. Eine signifikante Differenz ergibt sich aber auf Grund des nur relativ kleinen Patienten-Kollektives und der Inhomogenität der Vergleichsuntersuchungen nicht.

Alle im Rahmen dieser Untersuchung festgestellten Rerupturen der distalen Bizepssehne waren entweder auf Grund persistierender funktioneller Beschwerden oder Schmerzen, nicht aber als Folge eines neuerlich vom Patienten wahrgenommenen adäquaten Traumas diagnostiziert worden. Folglich gilt es, die Untersuchungskriterien – und Methoden der angeführten Referenz-Arbeiten, welche meist nicht exakt beschrieben werden, kritisch auf Vergleichbarkeit insbesondere nach Implantation von Fadenankern zu überprüfen.

5.9. Histologischer Befund und Unfallhergang

Gewebeuntersuchungen von rupturierten distalen Bizepssehnen geben Hinweis auf die Genese der Verletzung und haben somit eine Relevanz bei der

Abgrenzung einer rein traumatischen Ursache gegenüber so genannten Gelegenheits- bzw. rein degenerativen bedingten Ursachen im Sinne der Anerkennung durch Unfallversicherer. In der vornehmlich englischsprachigen Literatur über klinische Untersuchungen finden Ergebnisse von histologischen Untersuchungen keine Erwähnung, so dass Vergleiche diesbezüglich nicht möglich sind.

Als auffällig darf in der vorliegenden Studie gewertet werden, dass 40,5 % der Patienten einen für eine rein traumatische Genese adäquaten Unfallhergang im Sinne der Unfallversicherungen angaben, jedoch nur bei ca. 2/3 der Betroffenen, das heißt 26,7 % aller Patienten, histologisch eine frische Ruptur wie auch bei 8,3 % der Untersuchten mit inadäquatem Unfallereignis nachgewiesen werden konnte. Letzteres Phänomen lässt sich mit einer Ungenauigkeit bei der Anamnese von Seiten des primären Untersuchers wie auch durch den Verunfallten selbst erklären. Auch werden häufig Mischbefunde beschrieben, welche eine klare Zuordnung nicht zulassen. Zusammengefasst ergab die histo-patholgische Untersuchung intraoperativ entnommener Präparate in 65 % eine degenerative und in 35 % eine frisch-traumatische Genese der Läsion der distalen Bizepssehne.

5.10. Geschlechterverteilung, Alter, Dominanz

Das durchschnittliche Alter aller Patienten betrug 48,1 Jahre, einen signifikanten Unterschied zwischen beiden Untersuchungs-Gruppen mit 47,1 Jahren (Gruppe 1) und 48,8 Jahren (Gruppe 2) ergab sich nicht. Das Gesamtkollektiv verteilte sich auf 15,5 % weiblicher und 84,5 % männlicher Verletzter, wobei sich dieses Zahlenverhältnis mit 15,9 % Frauen in Gruppe 1 sowie 13,3 % Frauen Gruppe 2 wiederfindet. Während der hier festgestellte Altersdurchschnitt mit einer Spanne von ± 8,7 Jahren durch andere Autoren in der Literatur weitestgehend bestätigt wird, Brunner beschreibt 50 Jahre als mittleres Alter, Agins 46 Jahre bei einer Spanne von ± 14 Jahren und El-Hawary 45,7 Jahre Brunner et al., 1999; Agins et al., 1988; El-Hawary et al., 2003), weichen die Angaben zum Geschlechterverhältnis der Untersuchten erheblich ab: Die Patientenkollektive beschränken sich in der größeren Anzahl der Studien auf männliche Patienten oder geben einen Frauenanteil bis zu 6 % aller Patienten an (Lynch et al., 1999). Diese Diskrepanz des Patientengutes zu anderen Studien erklärt sich nicht. Als Grund für den hohen Anteil von männlichen Verletzten werden die deutlich höheren rezidivierenden Belastungen durch körperliche Arbeiten und Sportarten angesehen, welche in höherem Maß durch Männer ausgeübt werden. Eine idiopathische oder genetisch bedingte Ursache für diese Verteilung wird in den Publikationen nicht angeführt. Ein in Betracht zu ziehender Grund für die deutliche Mehrzahl von in dieser Studie untersuchten männlichen Patienten kann weiterhin die Tatsache angenommen werden, dass es sich bei der behandelnden Klinik um ein Unfallkrankenhaus der Berufsgenossenschaften handelt, welches Grund seines Versorgungsauftrages einen hohen Anteil von Unfallverletzten im BG-lichen Heilverfahren versorgt. In der Mehrzahl handelt es sich hier um männliche Patienten.

In der Mehrzahl der Fälle dieser Untersuchung war der dominante Arm mit 59,2 % betroffen, was den Angaben der Mehrzahl publizierter Studien mit u.a. 58 % (Lynch et al., 1999) und 62,5 % (Brunner et al., 1999) betroffenen dominanten oberen Extremitäten entspricht.

6. Zusammenfassung

Ein wiederholt in der Literatur angeführtes Risiko der Doppel-Inzisionstechnik nach Boyd und Anderson besteht in dem erhöhten Risiko einer posterolateralen Instabilität des Ellenbogengelenkes sowie in einer maßgeblichen Synostosenbildung (Jupiter, Ring, 1998). Im Rahmen dieser Untersuchung konnte in keinem Fall beider untersuchter Gruppen Zeichen einer Gelenkinstabilität der betroffenen Ellenbogengelenke im Sinne von Belastungsinsuffizienzen oder Subluxationsphänomen nachgewiesen werden. Diesbezüglich muss allerdings eine mögliche Pathogenese einer Gelenkinstabilität hinterfragt werden, da in der angeführten Operationstechnik die Collateralbänder wie auch die Gelenkkapsel selbst nicht tangiert werden, vielmehr durch die Reinsertion der distalen Bizepssehne eine zusätzliche Stabilisierung zu erwarten ist.

Während hinsichtlich der postoperativen funktionellen Defizite im Vergleich beider untersuchter Operationstechniken eine tendenzielle Verminderung insbesondere der Ausdauer und Spitzenkraftentwicklung in der Supination bei angewandter Fadenanker-Technik festzustellen ist, so zeigen sich bei der Technik modifiziert nach Boyd und Anderson vermehrt kombinierte Bewegungseinschränkungen geringeren Ausmaßes bei deutlich verbesserter maximaler Kraftentwicklung und initialer Beschleunigung als Zeichen der neuromuskulären Reaktionsfähigkeit. Major-Komplikationen wie tiefe Infektionen blieben auf letztere Operationstechnik beschränkt, bewusst aufgetretene Rerupturen konnten nur im Rahmen einer Major-Komplikation nachgewiesen werden, während die radiologische Kontrolle in 2 Fällen sekundär dislozierte Fadenanker nachweisen konnte, ohne von einer entsprechenden klinischen Symptomatik begleitet zu sein.

Der mittlere Kostenaufwand der Fadenanker-Technik erweist sich im Vergleich beider durchgeführter Operationstechniken als deutlich höher, womit ein entscheidendes Bewertungskriterium der aktuellen Klinikstrukturen genannt sein dürfte.

Barnes et al. sahen gegenüber Bell et al. maßgebliche Vorteile durch eine Refixationstechnik der distalen Bizepssehne mit implantierten Fadenankern, im Speziellen der Firma Mitek (Barnes SJ et al., 1993). Zusammenfassend kann ein derart entscheidender Vorteil einer der hier untersuchten Techniken nicht nachgewiesen werden.

7. Anhang

Name: _____   Geb.: _____

Seite: Re___ Li___   Dominanz: Re___ Li___

BG: ja___ nein___

Unfalldatum: _____

OP-Datum: _____

OP-Methode: n.Boyd-And.:___ n.Boyd-And.(Ankerhaken):___   ⚓

Double incis.:___ Aufnaht:___ andere:_____

Histologie: ja___ nein___

    frisch___ degenerativ___

Relevanter Unfallmechanismus: ja___ nein___

Untersuchungsdatum:_____

Ex/Flex: Re___/___ Li___/___   Pro/Sup: Re___/___ Li___/___

Kraftdiagnostik (Biodex 3)

Neurologie: ja___ nein___   sensibel:___ motorisch:___

   temporär____ persistierend____

Röntgen EBG 2E: o.B.___ heterotope Ossif.___ Synostose___

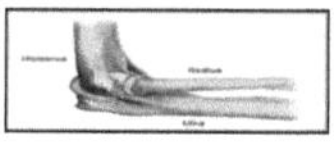

Score

Beruf:_____   Wiederaufnahme/Umschulung:_____

AF-Datum:_____   AU___

Reruptur: ja___ nein___

Re-OP: ja___ nein___   OP-Methode:_____

OP-Datum:_____

Abb.22 Fragebogen zur klinischen Untersuchung nach distaler Bizepssehnenruptur

Beurteilung	Kriterien
Excellent	keine Beschwerden: Funktion normal, freies BWA, >95% Kraft : f. Supination &Flexion
Gut	Keine Schmerzen : Funktion annähernd normal, BWE : < 20% Rotation,< 10% Flex/Ext., Kraft: > 70% f. Supination & Flexion
Mäßig	Schmerzen/subj.Kraftminderung, BWE : > 20% Rotation,> 10% Flex/Ext., Kraft: < 70% f. Supination & Flexion
Schlecht	AU dauerhaft oder Revisions-OP

Abb.23 Score nach Rantanen & Orava zur Beurteilung des Gesamtergebnisses nach distaler Bizepssehnenrefixation

Modifizierter Score n. Murphy et al.

Schmerz: kein (5)

      gelegentlich gering (4)

      bei sportlichen Aktivitäten (3)

          bei Routinetätigkeiten (2)
          in Ruhe und nachts (1)

Funktion: frei (5)
          kein schweres Heben und Werfen (4)
          kein wiederholtes Heben über 10 kg (3)
          Heben bis 5 kg (2)
          alle Aktivitäten stark eingeschränkt (1)

ROM: Beugedefizit <20 Grad (5)
                <40 Grad (4)
                <60 Grad
      (3)
      Bew.ausmaß <40 Grad (2)
      Ankylose (1)

      Verlust der Umwendbew. <40 Grad (5)
                            <60 Grad (4)

Abb. 24 Score n. Murphy et al.

Mayo Elbow Performance Score

Function

Pain (max., 45 points)
   None (45 points)
   Mild (30 points)
   Moderate (15 points)
   Severe (0 points)
      Mean

Range of motion (max., 20 points)
   Arc > 100 degrees (20 points)
   Arc 50 to 100 degrees (15 points)
   Arc < 50 degrees (5 points)
      Mean

Stability (max., 10 points)
   Stable (10 points)
   Moderately unstable (5 points)
   Grossly unstable (0 points)
      Mean

Function (max., 25 points)
   Able to comb hair (5 points)
   Able to feed oneself (5 points)
   Able to perform personal hygiene tasks (5 points)
   Able to on shirt (5 points)
   Able to put on shoes (5 points)
      Mean

Mean total (max., 100 points)

Abb. 25 Mayo Elbow Performance Score

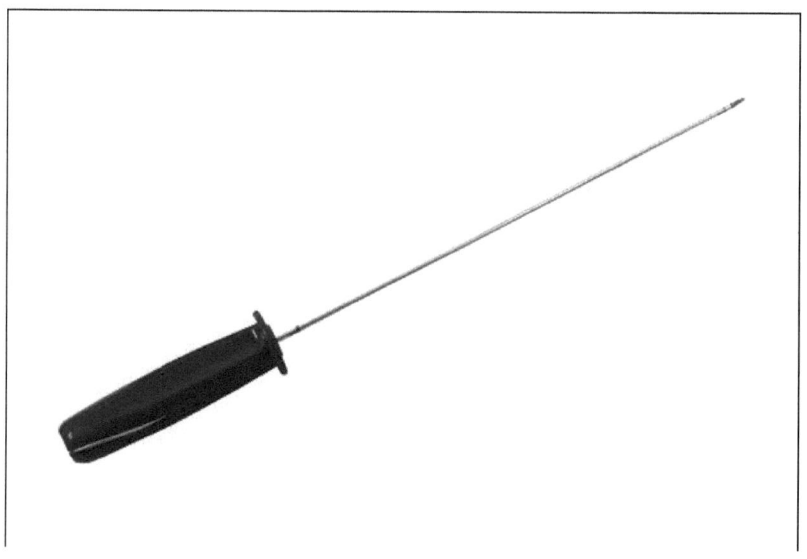

Abb.26 FASTak II Fadenanker system der Firma Arthrex ©

8. Literaturverzeichnis

1. **Kahle W, Leonhardt H, Platzer W.**

    Taschenatlas der Anatomie für Studium und Praxis ; [in 3 Bänden]. Stuttgart. Taschenbuch, *Thieme* 1987

2. **Agins, Chess JL, Hoekstra DV, Teitge RA.** Rupture of the distal insertion of the biceps brachii tendon. *Clin.Orthop.Relat Res.* 1988;34-38

3. **Arner O, Lindholm A, Orell S.** Histologic changes in subcutaneous rupture of the achilles tendon. *Acta chir.scand.* 1959; 116:484-490

4. **Bain, Prem H, Heptinstall RJ, Verhellen R, Paix D.** Repair of distal biceps tendon rupture: a new technique using the Endobutton. *J.Shoulder.Elbow.Surg.* 2000; 9:120-126

5. **Baker, Bierwagen D.** Rupture of the distal tendon of the biceps brachii. Operative versus non-operative treatment. *J.Bone Joint Surg.Am.* 1985; 67:414-417

6. **Balabaud, Ruiz C, Nonnenmacher J, Seynaeve P, Kehr P, Rapp E.** Repair of distal biceps tendon ruptures using a suture anchor and an anterior approach. *J.Hand Surg.[Br.].* 2004; 29:178-182

7. **Barnes SJ, Coleman SG, Gilpin D.** Repair of avulsed insertion of biceps.A new technique in four cases. *J.Bone Joint Surg.Br.* 1993; 75B:938-939

8. **Bell, Wiley WB, Noble JS, Kuczynski DJ.** Repair of distal biceps brachii tendon ruptures. *J.Shoulder.Elbow.Surg.* 2000; 9:223-226

9. **Berlet, Johnson JA, Milne AD, Patterson SD, King GJ.** Distal biceps brachii tendon repair. An in vitro biomechanical study of tendon reattachment. *Am.J.Sports Med.* 1998; 26:428-432

10. **Bernstein, Breslow MJ, Jazrawi LM.** Distal biceps tendon ruptures: a historical perspective and current concepts. *Am.J.Orthop.* 2001; 30:193-200

11. **Bindl, Egner E, Holz U.** Die Ruptur der distalen Bizepssehne. *Unfallchirurgie.* 1988; 14:259-264

12. **Bindl, Holz U.** [Subcutaneous tendon ruptures of the upper arm]. *Aktuelle Traumatol.* 1988; 18:68-72

13. **Boyd JB, Anderson LD.** A method for the reinsertion of the distal biceps brachii tendon. *J Bone Joint Surg.Am.* 1961; 43:1041-1043

14. **Brunner, Gelpke H, Hotz T, Kach K.** [Distal biceps tendon ruptures-- experiences with soft tissue preserving reinsertion by bone anchors]. *Swiss.Surg.* 1999; 5:186-190

15. **Bryan, Morrey BF.** Extensive posterior exposure of the elbow. A triceps-sparing approach. *Clin.Orthop.Relat Res.* 1982;188-192

16. **Cambell WC.** Incision for exposure of the elbow joint. *J Bone Joint Surg.Am.* 1932; 15:65-67

17. **Carrol RE, Hamilton LR.** Rupture of biceps brachii-a conservative method of treatment. *J.Bone Joint Surg.Am.* 1967; 49:1016

18. **Catonne, Delattre O, Pascal-Mousselard H, d'Istria FC, Busson J, Rouvillain JL.** [Rupture of the distal tendon of the biceps brachialis: apropos of 43 cases]. *Rev.Chir Orthop.Reparatrice Appar.Mot.* 1995; 81:163-172

19. **Cheung, Lazarus M, Taranta M.** Immediate range of motion after distal biceps tendon repair. *J.Shoulder.Elbow.Surg.* 2005; 14:516-518

20. **CHEVALLIER.** [A case of disinsertion of the inferior bicipital tendon.]. *Mem.Acad.Chir (Paris).* 1953; 79:137-139

21. **Chew, Giuffre BM.** Disorders of the distal biceps brachii tendon. *Radiographics.* 2005; 25:1227-1237

22. **D'Alessandro, Shields CL, Jr., Tibone JE, Chandler RW.** Repair of distal biceps tendon ruptures in athletes. *Am.J.Sports Med.* 1993; 21:114-119

23. **D'Arco, Sitler M, Kelly J, Moyer R, Marchetto P, Kimura I, Ryan J.** Clinical, functional, and radiographic assessments of the conventional and modified Boyd-Anderson surgical procedures for repair of distal biceps tendon ruptures. *Am.J.Sports Med.* 1998; 26:254-261

24. **Darlis, Sotereanos DG.** Distal biceps tendon reconstruction in chronic ruptures. *J.Shoulder.Elbow.Surg.* 2006; 15:614-619

25. **DAVIS, YASSINE Z.** An etiological factor in tear of the distal tendon of the biceps brachii; report of two cases. *J Bone Joint Surg.Am.* 1956; 38-A:1365-1368

26. **Davison, Engber WD, Tigert LJ.** Long term evaluation of repaired distal biceps brachii tendon ruptures. *Clin.Orthop.Relat Res.* 1996;186-191

27. **Dellaero, Mallon WJ.** Surgical treatment of partial biceps tendon ruptures at the elbow. *J.Shoulder.Elbow.Surg.* 2006; 15:215-217

28. **Dobbie RP.** Avuslion of the lower biceps brachii tendon:Analysis of fifty-one previously unreported cases. *Am.J Surg.* 1941; 51:662-683

29. **Dowdy, Bain GI, King GJ, Patterson SD.** The midline posterior elbow incision. An anatomical appraisal. *J Bone Joint Surg.Br.* 1995; 77:696-699

30. **Durr, Stabler A, Pfahler M, Matzko M, Refior HJ.** Partial rupture of the distal biceps tendon. *Clin.Orthop.Relat Res.* 2000;195-200

31. **El-Hawary, Macdermid JC, Faber KJ, Patterson SD, King GJ.** Distal biceps tendon repair: comparison of surgical techniques. *J.Hand Surg.[Am.].* 2003; 28:496-502

32. **Ensslin, Bauer GJ.** [Treatment of the avulsion of the distal biceps tendon by anatomic reinsertion with suture anchors by using a limited anterior approach--follow-up of 24 patients]. *Sportverletz.Sportschaden.* 2004; 18:28-33

33. **Failla, Amadio PC, Morrey BF, Beckenbaugh RD**. Proximal radioulnar synostosis after repair of distal biceps brachii rupture by the two-incision technique. Report of four cases. *Clin.Orthop.Relat Res.* 1990;133-136

34. **Fitzgerald, Curry DR, Erickson SJ, Quinn SF, Friedman H**. Distal biceps tendon injury: MR imaging diagnosis. *Radiology.* 1994; 191:203-206

35. **Fuss**. The ulnar collateral ligament of the human elbow joint. Anatomy, function and biomechanics. *J Anat.* 1991; 175:203-12.:203-212

36. **Gay** . Muskel-und Sehnenrupturen an der oberen Extremität. *Der Chirurg* 1984; 55:

37. **Germann, Harth, Wind, Demir**. DASH-Disabilities of the Arm,Shoulderan Hand Instrument,Version 2.0. *Medical outcomes trust-Am.Academy of Orthop.Surgeons* 1997;

38. **Greenberg, Fernandez JJ, Wang T, Turner C**. EndoButton-assisted repair of distal biceps tendon ruptures. *J.Shoulder.Elbow.Surg.* 2003; 12:484-490

39. **Gschwend**. Our operative approach to the elbow joint. *Arch.Orthop.Trauma Surg.* 1981; 98:143-146

40. **Hegelmaier, Schramm W, Lange P**. [Distal biceps tendon rupture. Therapy and forensic insurance evaluation]. *Unfallchirurg.* 1992; 95:9-16

41. **Henry AK.** Approach to the elbow. *Extensile exposure* 1995; 3rd edition:

42. **Henry.** Comparative mobility of muscles as a guide in surgical exposures. 1940. *Clin.Orthop.Relat Res.* 2001;4-6

43. **Hotchkiss R.** compass universal hinge.surgical technique. *Smith and Nephew* 1998;

44. **Hovelius L, Josefsson G.** Rupture of the distal biceps tendon,report of five cases. *Acta Orthop.Scand.* 1977; 48:411-422

45. **Husband, Hastings H.** The lateral approach for operative release of post-traumatic contracture of the elbow. *J Bone Joint Surg.Am.* 1990; 72:1353-1358

46. **Idler, Montgomery WH, III, Lindsey DP, Badua PA, Wynne GF, Yerby SA.** Distal biceps tendon repair: a biomechanical comparison of intact tendon and 2 repair techniques. *Am.J.Sports Med.* 2006; 34:968-974

47. **Jupiter, Ring D.** Operative treatment of post-traumatic proximal radioulnar synostosis. *J Bone Joint Surg.Am.* 1998; 80:248-257

48. **Kaplan EB.** Surgical approach to the proximal end of the radius and its use in fractures of the head and neck of the radius. *J.Bone Joint Surg.Am.* 1941; 23:86-92

49. **Karunakar, Cha P, Stern PJ.** Distal biceps ruptures. A followup of Boyd and Anderson repair. *Clin.Orthop.Relat Res.* 1999;100-107

50. **Kelly, Morrey BF, O'Driscoll SW.** Complications of repair of the distal biceps tendon with the modified two-incision technique. *J.Bone Joint Surg.Am.* 2000; 82-A:1575-1581

51. **Key JA, Conwell HE.** *The management of fractures,dislocations and sprains* 1937;619

52. **Khan, Agarwal M, Funk L.** Repair of distal biceps tendon rupture with the Biotenodesis screw. *Arch.Orthop.Trauma Surg.* 2004; 124:206-208

53. **Kleinert HE.** Primary repair of flexor tendons. *Clin North Am* 1973; 4:

54. **Klonz, Loitz D, Wohler P, Reilmann H.** Rupture of the distal biceps brachii tendon: isokinetic power analysis and complications after anatomic reinsertion compared with fixation to the brachialis muscle. *J.Shoulder.Elbow.Surg.* 2003; 12:607-611

55. **Kobayashi, Bruno RJ, Cassidy C.** Single anterior incision suture anchor technique for distal biceps tendon ruptures. *Orthopedics* 2003; 26:767-770

56. **Koch, Tillmann B.** The distal tendon of the biceps brachii. Structure and clinical correlations. *Ann.Anat.* 1995; 177:467-474

57. **Kocher T.** *Text-book of operative surgery* 1911;313-318

58. **Lang, Meeder P, Hontzsch D.** [Die distale Bizepssehnenruptur Klinik--Therapie--Ergebnisse]. *Aktuelle Traumatol.* 1988; 18:209-214

59. **Leighton, Bush-Joseph CA, Bach BR, Jr.** Distal biceps brachii repair. Results in dominant and nondominant extremities. *Clin.Orthop.Relat Res.* 1995;114-121

60. **Lemos, Ebramzedeh E, Kvitne RS.** A new technique: in vitro suture anchor fixation has superior yield strength to bone tunnel fixation for distal biceps tendon repair. *Am.J.Sports Med.* 2004; 32:406-410

61. **Leonhardt, Platzer W, Kahle W.** Taschenatlas der Anatomie f. Studium und Praxis ; [in 3 Bänden]. In: Kahle W, Leonhardt H, Platzer W, eds., Thieme, 2006:

62. **Liessi, Cesari S, Spaliviero B, Dell'Antonio C, Avventi P.** The US,CT and MR findings of cubital bursitis: a report of five cases. *Skeletal Radiol.* 1996; 25:471-475

63. **Lintner, Fischer T.** Repair of the distal biceps tendon using suture anchors and an anterior approach. *Clin.Orthop.Relat Res.* 1996;116-119

64. **Loitz, Klonz A, Reilmann H.** [Technik der gedeckten Refixierung der distalen Bizepssehne]. *Unfallchirurg.* 2002; 105:837-842

65. **Ludolph , Lehmann , Schürmann Begr.von Heinz Spohr.** Kursbuch der ärztlichen Begutachtung. *ecomed* 2005; 2:VI 1.2.2.

66. **Lynch, Beard DM, Renstrom PA.** Repair of distal biceps tendon rupture with suture anchors. *Knee.Surg.Sports Traumatol.Arthrosc.* 1999; 7:125-131

67. **Magin M, Holz F.** Distale Bizepssehnenruptur. *Standardverfahren in der operativen Orthopädie und Unfallchirurgie.* 1996;431-434

68. **Mansat, Morrey BF.** The column procedure: a limited lateral approach for extrinsic contracture of the elbow. *J Bone Joint Surg.Am.* 1998; 80:1603-1615

69. **McKee, Hirji R, Schemitsch EH, Wild LM, Waddell JP.** Patient-oriented functional outcome after repair of distal biceps tendon ruptures using a single-incision technique. *J.Shoulder.Elbow.Surg.* 2005; 14:302-306

70. **Meherin JM, Kilgore ES.** The treatment of ruptures of the distal biceps-brachii tendon. *Am.J Surg.* 1960;636-640

71. **Mehta, Bain GI.** Surgical approaches to the elbow. *Hand Clin.* 2004; 20:375-387

72. **Miles, Grana WA, Egle D, Min KW, Chitwood J.** The effect of anabolic steroids on the biomechanical and histological properties of rat tendon. *J Bone Joint Surg.Am.* 1992; 74:411-422

73. **Molesworth WHL.** An operation for the complete exposure of the elbow joint. *J.Bone Joint Surg.Br.* 1930; 1B:303-307

74. **Morrey BF**. Tendon injuries about the elbow. *Morrey BFed.The Elbow and its disorders* 1993;492-504

75. **Morrey BF, An KN, Chao E.** Functional evaluation of the elbow. *The elbow and its disorders* 1993;86-89

76. **Morrey.** Biceps tendon injury. *Instr.Course Lect.* 1999; 48:405-10.:405-410

77. **Morrey, Askew LJ, An KN, Dobyns JH.** Rupture of the distal tendon of the biceps brachii. A biomechanical study. *J.Bone Joint Surg.Am.* 1985; 67:418-421

78. **Morrey.** Master Techniques in Orthopaedic Surgery. *The elbow* 1994;125-126

79. **Morrison KD, Hunt TR.** Comparing and contrasting methods for tenodesis of the ruptured distal biceps tendon. *Handclinics* 2002; 18:169-178

80. **Murphy, Greene WB, Dameron TB, Jr.** Displaced olecranon fractures in adults. Clinical evaluation. *Clin.Orthop.Relat Res.* 1987;215-223

81. **Norman WH.** Repair of avulsion of insertion of biceps brachii tendon. *Clin.Orthop.Relat Res.* 1985;190-194

82. **Olsen, Vaesel MT, Sojbjerg JO, Helmig P, Sneppen O.** Lateral collateral ligament of the elbow joint: anatomy and kinematics. *J Shoulder.Elbow Surg.* 1996; 5:103-112

83. **onso-Llames**. Bilaterotricipital approach to the elbow. Its application in the osteosynthesis of supracondylar fractures of the humerus in children. *Acta Orthop.Scand.* 1972; 43:479-490

84. **Ozyurekoglu, Tsai TM**. Ruptures of the distal biceps brachii tendon: results of three surgical techniques. *Hand Surg.* 2003; 8:65-73

85. **Patterson, Bain GI, Mehta JA**. Surgical approaches to the elbow. *Clin.Orthop.Relat Res.* 2000;19-33

86. **Pereira, Kvitne RS, Liang M, Giacobetti FB, Ebramzadeh E**. Surgical repair of distal biceps tendon ruptures: a biomechanical comparison of two techniques. *Am.J.Sports Med.* 2002; 30:432-436

87. **Peter, Castenholz E, Jacobi CA**. [Ruptur der distalen Bizepssehne ‚Fallbericht--modifizierte Nachbehandlung]. *Unfallchirurg.* 1999; 102:74-76

88. **Race, Saldana MJ**. Anatomic course of the medial cutaneous nerves of the arm. *J Hand Surg.[Am.].* 1991; 16:48-52

89. **Raisch**. Autoplastischer Ersatz beim Defekt des distalen Bicepsendes am Oberarm. *Der Chirurg* 1958; 29:

90. **Ramsey**. Distal biceps tendon injuries: diagnosis and management. *J Am.Acad.Orthop.Surg.* 1999; 7:199-207

91. **Rantanen, Orava S**. Rupture of the distal biceps tendon. A report of 19 patients treated with anatomic reinsertion, and a meta-analysis of

147 cases found in the literature. *Am.J.Sports Med.* 1999; 27:128-132

92. **Safran, Graham SM.** Distal biceps tendon ruptures: incidence, demographics, and the effect of smoking. *Clin.Orthop.Relat Res.* 2002;275-283

93. **Seiler, III, Parker LM, Chamberland PD, Sherbourne GM, Carpenter WA.** The distal biceps tendon. Two potential mechanisms involved in its rupture: arterial supply and mechanical impingement. *J.Shoulder.Elbow.Surg.* 1995; 4:149-156

94. **Sharma, Goswami V, Wood J.** Surgical repair of chronic rupture of the distal end of the biceps brachii. A modified anterior surgical repair technique. *Acta Orthop.Belg.* 2004; 70:268-272

95. **Sotereanos, Pierce TD, Varitimidis SE.** A simplified method for repair of distal biceps tendon ruptures. *J.Shoulder.Elbow.Surg.* 2000; 9:227-233

96. **Spinner.** The arcade of Frohse and its relationship to posterior interosseous nerve paralysis. *J Bone Joint Surg.Br.* 1968; 50:809-812

97. **St, Olson EJ, Elliott JJ, O'Hair KC, McKinney LA, Ryan J.** Tendon-healing to cortical bone compared with healing to a cancellous trough. A biomechanical and histological evaluation in goats. *J Bone Joint Surg.Am.* 1995; 77:1858-1866

98. **Stucke, Böttger G**. Zur Therapie und versicherungsrechtlichen Beurteilung der distalen Bizepssehnenrupturen. *Monatsschrift der Unfallheilkunde* 1963; 66:

99. **Vardakas, Musgrave DS, Varitimidis SE, Goebel F, Sotereanos DG**. Partial rupture of the distal biceps tendon. *J.Shoulder.Elbow.Surg.* 2001b; 10:377-379

100. **Vardakas, Musgrave DS, Varitimidis SE, Goebel F, Sotereanos DG**. Partial rupture of the distal biceps tendon. *J.Shoulder.Elbow.Surg.* 2001a; 10:377-379

101. **Wilhelm** . Der subcutane distale Bizepssehnenabriß. *Archiv Orthopädische Trauma Surg.* 1978; 91:

102. **Wirth, Bohnsack M**. Distale Bizepssehnenruptur und Refixation der Sehne über zwei Zugänge. *Operative Orthop.Traumatol.* 2003; 4:415-427

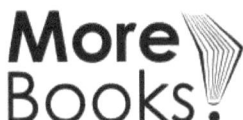

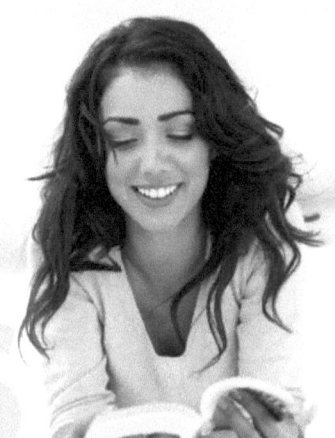

I want morebooks!

Buy your books fast and straightforward online - at one of world's fastest growing online book stores! Environmentally sound due to Print-on-Demand technologies.

Buy your books online at
www.morebooks.shop

Kaufen Sie Ihre Bücher schnell und unkompliziert online – auf einer der am schnellsten wachsenden Buchhandelsplattformen weltweit! Dank Print-On-Demand umwelt- und ressourcenschonend produziert.

Bücher schneller online kaufen
www.morebooks.shop

KS OmniScriptum Publishing
Brivibas gatve 197
LV-1039 Riga, Latvia
Telefax: +371 686 204 55

info@omniscriptum.com
www.omniscriptum.com

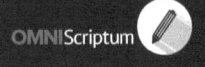

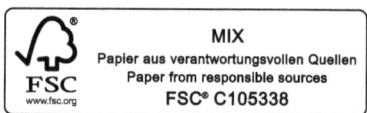

Printed by Books on Demand GmbH, Norderstedt / Germany